VIVIR
SIN DOLOR

Dr. ALFONSO VIDAL

VIVIR SIN DOLOR

La guía definitiva
para **aliviarlo y recuperar tu vida**

HarperCollins

Editado por HarperCollins Ibérica, S. A.
Avenida de Burgos, 8B - Planta 18
28036 Madrid

Vivir sin dolor. La guía definitiva para aliviarlo y recuperar tu vida
© 2022, Alfonso Vidal Marcos
© 2022, del prólogo, Juanma Vidal
© 2022, para esta edición HarperCollins Ibérica, S. A.

Diseño de cubierta: Rudesindo de la Fuente - DiseñoGráfico
Imágenes de cubierta: Dreamstime y Shutterstock
Maquetación: Safekat
Foto de solapa: Facilitada por el autor

ISBN: 978-84-9139-776-2
Depósito legal: M-15782-2022

A mi familia, mis padres, mis hermanos, mis hijos.
A mis maestros y a mis pacientes, que me han enseñado
lo que sé sobre el Dolor.

ÍNDICE

Prólogo 13

Introducción 17
    ¿Qué es el dolor? 17
    Humanizar la atención sanitaria 22

1. La medida del dolor, objetiva y subjetiva 27
    Medida objetiva 28
    Medida subjetiva 31

2. El dolor según su duración 35
    Dolor agudo 35
        Dolor irruptivo 36
        Dolor postoperatorio 37
        El dolor en el parto 41
        Epicondilitis o codo de tenista 43
    Dolor crónico 46
        El papel de las autoridades: las Unidades del Dolor 48
        El papel de la familia 51

Las asociaciones de pacientes 52
La vitamina D 54

3. El dolor de músculos y huesos 59
Cabeza: cefaleas y dolores orofaciales 59
El dolor de cabeza o cefalea: elaboración mental
y maldición 59
Dolores orofaciales: caries, dolores dentales y
de trigémino 65
Las caries 67
Dolor dental u odontogénico 68
El nervio trigémino y el dolor 70
Tronco: el dolor de espalda 72
El dolor lumbar: de la espondilolistesis al sín-
drome facetario 72
El espacio epidural anterior 75
Espondilolistesis 77
Síndrome facetario 80
Dolor lumbar, casos severos y su tratamiento:
epiduroscopia y neuromodulación 82
La epiduroscopia 86
Neuromodulación 88
Extremidades: el dolor articular 91
Artrosis 91
Artritis 94
Espondilitis anquilosante 96
La gota 99
Osteoporosis 102

Dolor muscular, miofascial y fibromialgia 105
    El síndrome piramidal 105
    El síndrome miofascial 107
    Fibromialgia, un dolor difícil de entender .. 109

4. Dolor visceral 113
    El corazón 115
    Los riñones 118
      Cistitis crónicas 121
    La función intestinal 121

5. Las neuropatías 125
    Neuralgia de trigémino 126
    Neuralgia postherpética 128
    Neuropatía diabética 132
    Síndrome de miembro fantasma 134

6. Medicamentos analgésicos 137
    Escalera de la OMS 142
    Antiinflamatorios no esteroideos (AINES) 144
    Opioides 145

7. El dolor y el cáncer 149
    La palabra cáncer 150
    Dolor en el cáncer de mama 153
    Mieloma múltiple 157
    Opioides y dolor asociado al cáncer 161
    Neuropatía posterapia oncológica 163

8. El dolor y la enfermedad mental 167

    Antidepresivos y dolor 168

    Dolor en el alzhéimer 169

    Dolor en el ictus 172

9. Dolor y estilo de vida 175

    La importancia del sueño 175

    El papel de la alimentación 178

    La actividad física 181

    La actividad laboral 184

10. El dolor en los extremos de la vida: niños y ancianos ... 187

    Dolor en el niño 187

    Dolor en el anciano 191

11. El dolor al final de la vida 195

    Cuidados paliativos 195

    Dolor y muerte 198

    Atención paliativa en enfermedades incurables 203

Epílogo 205

Prólogo

E l dolor es una manifestación muy personal e intransferible, tanto el físico como el anímico, y en verdad ambos interactúan y condicionan nuestro estado general de salud.

Un dolor de espalda severo es muy incapacitante y puede determinar nuestra actitud para afrontar otras actividades. Pero lo mismo que ocurre en el duelo por la pérdida de un ser querido, a veces engendra reacciones simultáneas del organismo por la normal bajada de defensas.

Para el dolor físico contamos con unos profesionales exclusivamente sanitarios que buscan aliviarlo, curarlo o paliarlo, pero para el anímico, además de sanitarios, tenemos expertos en psicología que ayudan a ordenar el cosmos interno que parece estallar en mil pedazos hasta recomponernos por dentro.

Quien más, quien menos, a ciertas alturas de la vida, ya ha pasado por estos dos estadios, incluso es posible que en varias ocasiones, se haya quedado sin lágrimas de tanto llorar por uno y por otro, sin embargo, la vida es un contínuum y no podemos ni debemos parar, sino para reflexionar y coger aliento, porque el pasado únicamente es un oasis del que aprender, no un lugar para vivir.

Cada golpe que recibimos suele dejarnos huella, algunas inmanentes, otras indelebles y otras efímeras. Nuestra memoria suele jugarnos malas pasadas y nos recuerda, de vez en cuando, aquel difícil momento, aquella dura travesía por el dolor, cuando nada ni nadie nos hacía presagiar que nos recuperaríamos.

Por suerte duran poco, como un mal sueño o un largo bostezo, pues la vida cotidiana no permite quedarse a reposar ni siquiera en los momentos más aciagos. Dicen que lo bueno dura poco, pero tampoco conviene acostumbrarse a las rachas en contra, porque lo importante es hacer las cosas bien, independientemente del resultado.

La obra que leerán a continuación es un viaje a través del dolor físico contado por una persona muy especial, uno de los mejores especialistas en la materia de este país, pero, sobre todo, por un ser humano cuya vocación didáctica y voluntad por ayudar a los pacientes es infinita, tanto como su capacidad para empatizar con ellos y merecer no solo su reconocimiento, sino su respeto y admiración.

Hay un detalle nimio, casi imperceptible, que escaparía a los ojos de la razón de quien viera al autor de la obra y al responsable de estas humildes líneas con voluntad de servir de pórtico a cuanto bueno se cuenta detrás y que no han de despistar ni por un segundo al público lector.

Compartimos apellidos. Eso es. Podría tratarse de un mero accidente, de una casualidad, de un antojo del azar, pero me temo que también compartimos código genético e incluso ancestros, y a más a más podría certificar que hemos vivido bajo un mismo techo. ¡Tranquilos, no hace falta la prueba del Carbono 14! Somos hermanos.

Hace muchos años, en un encuentro social al que ambos acudimos, una persona asistente me preguntó que «quién era mi amigo». No dudé en seguirle la corriente, porque me pareció una divertida ocurrencia que luego nos serviría como chanza de la que reírnos, pero que a lo largo de los años se ha consolidado, porque el parecido es completamente inexistente.

Son muchas las personas que le han tratado como pacientes, y de un tiempo a esta parte más como lectores de su ingente obra literaria y científica, a las que posteriormente he oído y leído expresar infinidad de elogios por su buen hacer, su generosidad y entrega.

Atrás quedan tantos sacrificios que la mayoría ignora, algunos de los cuales le han costado más de lo que muchos estarían dispuestos a soportar y que a mis ojos le convierten en un ser diferente, singular y, por encima de todo, especial.

He tenido la suerte y el privilegio de compartir muchas hojas de este infinito calendario que es la vida y solo puedo decirles que nada de lo que soy, de lo que siento, sería lo que es si no hubiera tenido un compañero de fatigas que tanto sabe de dolor, como de mil y una historias, a mi lado.

Me resulta de todo punto imposible concluir este prólogo sin emocionarme por servir de umbral a esta obra que espero disfruten y sirva de consulta habitual, pero recuerden, la realidad siempre supera a la ficción y su contenido no les dejará indiferentes.

JM Vidal

Introducción

¿Qué es el dolor?

D efinir el dolor y hacer un recorrido somero por las patologías principales que cursan con dolor y sus posibles tratamientos es la justificación de este libro y, probablemente, de toda mi vida profesional, que no persigue otra cosa que aliviarlo, aunque tengamos que ser más ambiciosos y tratar de eliminarlo. La definición que me interesa ha de ser *aceptable*, es decir, comprensible y de acuerdo a la realidad; *sensata*, según experiencias medibles y demostrables, y *sostenible*, que perdure en el tiempo como una definición válida.

El dolor tiene un alto componente de subjetividad que hace difícil definirlo. Sensaciones anímicas, vivencias y sentimientos contribuyen a despertarlo y a hacer que dure. La Asociación Internacional para el Estudio del Dolor (IASP) lo califica como una «experiencia sensorial y emocional desagradable, asociada con una lesión de los tejidos real o potencial, o que se describe como ocasionada por dicha lesión». En esta definición podemos encontrar referencias al sufrimiento, la desesperación, la ansiedad, la depresión, la angustia o el miedo, expresiones típicas de la vivencia del dolor. Para nosotros es, pues, más una experiencia que una percepción simple, pero eso no quiere decir que no tenga una causa física, que en su origen no esté en «esa lesión de los tejidos real o potencial». Y es esta lesión lo que hemos de encontrar para aliviar o erradicar la «experiencia del dolor».

Cuando contemplamos un paisaje o un objeto recibimos una información «cuantitativa», que se puede medir: dimensiones, color, luminosidad, movimiento... En el plano del dolor, esta percepción simple, sensorial, que tiene aspectos medibles, como la intensidad, la localización, la frecuencia, su relación con movimientos o actividades, con la temperatura o la presión atmosférica, recibe el nombre de componente *nociceptivo*, mientras que a aquel que tiene que ver con su interpretación, su relación con alguna vivencia, estado de ánimo, con alguna limitación funcional o sus consecuencias lo llamamos *afectivo*. La combinación de ambos nos dará las distintas clasificaciones y cuadros clínicos del dolor.

Por la complejidad de la vivencia, el dolor se ha clasificado de muchas maneras, según su duración, intensidad o características concretas. Quizá la más sencilla sea la que distingue entre dolor agudo y dolor crónico, una clasificación que será objeto de análisis en este libro, pues al estudio y tratamiento del segundo es a lo que me dedico.

El *agudo* es el de inicio súbito, relacionado con algo que nos hace daño, que es lesivo, ya sea un traumatismo, una quemadura, una infección o una intervención quirúrgica. Es limitado en el tiempo y no supera los tres meses en el peor de los casos tras la desaparición de sus causas. El dolor *crónico*, sin embargo, se prolonga en el tiempo, persiste más de tres meses desde su aparición y, aunque puede ser repentino, en general, es progresivo. Un dolor agudo persistente puede convertirse en crónico, aunque este último suele ser una patología con entidad propia, una enfermedad *per se*.

El diagnóstico es una pieza clave del proceso general de atención al paciente con dolor crónico. Si no sabemos cuál es el problema, difícilmente podremos ofrecer orientación terapéutica eficaz, consistente en analgésicos orales, antiinflamatorios o analgésicos opioides (morfina), procedimientos físicos, como la electroterapia, las infiltraciones y los bloqueos anestésicos, analgésicos localizados en la médula espinal y los sistemas implantables de infusión de analgesia, como bombas o estimuladores medulares.

Habitualmente se obtiene alivio en prácticamente todos los pacientes, si bien dependiendo de las características del dolor, la evolución varía, ya que, en muchos casos, requiere tratamientos complicados, prolongados o indefinidos, en los que la colaboración con el paciente y su entorno es esencial para conseguir el éxito.

El tratamiento del dolor es responsabilidad de todos, empezando por el propio paciente y su entorno familiar y sociolaboral, y siguiendo por los profesionales de la salud que conocen su patología y, por tanto, tienen la responsabilidad de actuar desde la asistencia primaria a la especializada y, por supuesto, por las Unidades del Dolor, centros médicos constituidos por equipos de profesionales dedicados a la atención, estudio y tratamiento específico del dolor crónico, de las que yo formo parte.

Otras clasificaciones se centran en características como la intensidad (leve, moderado o severo), el pronóstico vital (dolor benigno o maligno) o la zona del cuerpo afectada (musculoesquelético o somático, visceral si afecta a los órganos internos o neuropático si el afectado es el sistema nervioso central o periférico). Veremos, a lo largo del libro, algunos ejemplos y patologías concretas de esta segunda clasificación según la zona del cuerpo dolorida y su grado de cronificación.

El dolor es un problema sanitario, pero también social a juzgar por las cifras que muestran la magnitud del problema. Aunque patologías como la cefalea o dolor de cabeza y la lumbalgia afectan en mayor o menor medida a toda la población en algún momento de su vida, se calcula que alrededor del 18 % tiene dolor de forma persistente y necesita medidas de control y alivio. Esto supone en nuestro país más de ocho millones de personas, sobre todo ancianos, con un gasto en tratamientos que equivale al 2,5 % del Producto Interior Bruto (PIB): unos 16.000 millones de euros.

Paliar y acabar con el dolor es pues un esfuerzo ímprobo que debe ser solidario, compartido entre todos los actores de la salud pública y privada: pacientes, sanitarios, autoridades administrativas y entidades promotoras de la salud.

Cómo ha de ser nuestra actitud en esta nueva sociedad tras la crisis sanitaria vivida aún está por definir. Es curioso que los virus, superendebles, prácticamente inertes, microscópicos y que precisan de otros seres para existir y replicarse, sean capaces de generar una afectación tan intensa y extensiva de la especie humana. Urge ahora reconstruir un modo de vida que permita de nuevo elegir el entorno vital y laboral, y la actividad física que sea más adecuada para nuestra salud.

La organización para evitar aglomeraciones, con espacios específicos y nuevas maneras de distribuir los horarios, y la consulta telemática son elementos incorporados en la llamada «nueva normalidad» que no nos abandonarán si algún día regresamos a la «antigua cotidianeidad», aún lejana en la fecha de escritura de este libro. La atención *online* ha llegado para quedarse de alguna manera, y pacientes y médicos deberemos adecuar nuestra manera de comunicarnos a estos nuevos tiempos que nos toca vivir. Las mascarillas, las pantallas de metacrilato, los biombos de plástico transparente, los geles antisépticos hidroalcohólicos y la distancia de seguridad son parte del peaje que tuvimos que pagar para regresar a la atención regular de los pacientes del dolor y pasar a la siguiente pantalla del videojuego en el que se ha convertido nuestra vida.

Humanizar la atención sanitaria

En todo proceso patológico, el tratamiento es un compendio de consejos, medicación y terapias físicas que tienen aspectos positivos y negativos; en suma, una actividad humana que, como muchas otras, requiere de competencia y empatía para que los primeros prevalezcan sobre los segundos.

La atención sanitaria es un ejercicio basado en una serie de competencias técnicas, es decir, en el desempeño de conocimientos teóricos aplicados de una forma correcta, eficiente. Cada uno de estos dos adjetivos define cualidades de nuestra actividad basadas en la evidencia científica, en el rigor metodológico y la estadística, un compendio que suele encontrarse en los libros y que, revisado o no, según los avances de la medicina, pasa de unas generaciones de profesionales a otras de forma convencional, automática. Siempre ha habido profesionales más hábiles, con mejor mano, más avispados y observadores, que adquieren estas competencias con mayor facilidad e intensidad.

Pero hay, además, otras competencias no técnicas, basadas más en la actitud, en la forma de ser y en el posicionamiento de los individuos en su entorno. Aunque también se pueden aprender y potenciar, tienen un componente vinculado a la propia naturaleza del terapeuta. Estos aspectos, diferentes en cada persona, interactúan con las competencias profesionales para adaptarse a las necesidades del paciente. Es lo que denominamos *factor humano*.

La humanización, por tanto, sería la potenciación de estos aspectos. Y digo potenciación porque mientras que un ser humano atienda a otro, dicha actividad siempre será humana y sería redundante «humanizar lo humano». Sin embargo, la interferencia de otras variables, muchas de ellas de enorme fuerza, altera esa relación humana natural: la masificación, la optimización de los tiempos, las listas de espera, los ratios médico/paciente/unidad de tiempo, el coste de efectividad... Todos ellos son necesarios, decisivos, para una atención sanitaria colectiva, universal e igualitaria, pero pueden sobrecargar el sistema y poner en peligro su buen funcionamiento.

Otro aspecto peligroso, no menos relevante, es la desmotivación de los profesionales, agotados por el exceso de presión asistencial, la demanda continua de acierto, la dedicación continua, también en turnos de noche o en días festivos, y la desproporción entre la exigencia para el acceso a la formación en medicina y la especialización y el creciente número de atenciones por unidad de tiempo, unido a la escasa o nula repercusión de todos estos esfuerzos en la remuneración o compensación.

Pocos colectivos se ven obligados, por definición, a realizar turnos fuera de horario, y menos aún que esa «atención continua» no se considere una actividad laboral a todos los efectos, ya sea con una remuneración igual o como horas extraordinarias, como actividad computable a efectos de descanso anual o como cotización a la Seguridad Social de cara a la jubilación.

Sorprende que las categorías profesionales sigan dependiendo de un grado o licenciatura, y que la realización de formación especializada no coloque en un escalón más alto a especialistas formados después de enormes esfuerzos y todo tipo de barreras educativas.

La humanización pretende recuperar la atención personalizada, ajustada a las necesidades del paciente, con un conocimiento extenso no solo del cuadro clínico, sino de la penuria, las emociones y la pérdida de oportunidades de cada paciente, que son mucho más llamativas en patologías graves o crónicas como el cáncer.

Hemos visto en esta breve introducción aspectos esenciales para la comprensión de qué es exactamente el dolor, su alto componente subjetivo y esa peligrosa tendencia a cronificarse que puede acabar en cuadros de dolor que han de tratarse de por vida.

A partir de aquí, recorreremos dos clasificaciones principales del dolor, aquella que distingue entre agudo y crónico, y la que se centra en los dolores que sufre el cuerpo —musculoesqueléticos, viscerales y neurológicos—, con una insistencia especial en los dolores que produce el cáncer y su tratamiento, así como aquellos que causan enfermedades mentales como el alzhéimer, con algunos ejemplos de patologías concretas y casos reales de enfermos a los que hemos dado un nombre ficticio. Veremos diferentes tratamientos contra el dolor y cómo estos no dependen exclusivamente de los facultativos y de la administración sanitaria, sino de nosotros y de nuestros hábitos de vida saludables, que no ayudan solo a paliar el dolor, sino que pueden prevenirlo. Además, señalaremos los errores actuales del tratamiento del dolor en la infancia y en la ancianidad, para terminar con los tratamientos paliativos de enfermedades incurables y de cara a la muerte inevitable por enfermedad.

Espero que este recorrido por la experiencia del dolor ayude a los que lo sufren a comprender mejor su procedencia y los esfuerzos que, como pacientes y facultativos, hemos de hacer para aliviarlo o, si fuera posible, vencerlo.

1

LA MEDIDA DEL DOLOR, OBJETIVA Y SUBJETIVA

C uando decimos que el dolor tiene un componente subjetivo, no queremos decir que no sea real, sino que no es medible por medios externos a nuestra propia percepción. No hay marcadores analíticos, no podemos decir: «este paciente tiene altos los *dolorígenos*, ha de tener un dolor de 7,5 unidades por miligramo». Lo llamamos subjetivo porque aún no hemos sido capaces de desentrañar el misterio de su percepción y el todavía mayor de cómo se interpreta en cada vivencia particular. Por eso, cualquier definición de dolor contiene matizaciones, no es algo rotundo como pueda ser la definición de la luna.

Esta experiencia sensorial y emocional desagradable que llamamos dolor, que tiene causas reales pero también afectivas, es conocida para todo el mundo. A todos nos duele alguna vez algo, pero nuestra experiencia no coincide exactamente con la de otros, depende en gran medida de nuestras vivencias y jerarquía de valores. El hecho verdaderamente diferencial del dolor es la elaboración emotiva que hace, por ejemplo, que los corredores de fondo no paren a pesar del sufrimiento, o que las mujeres sigan empujando en los partos pese a saber que el dolor irá a peor. Es pues, en cierta medida, una elaboración relacionada con nuestras experiencias y expectativas, que modula la mera percepción, más aún cuando se perpetúa en el tiempo. Si una percepción aislada puede acarrear múltiples elaboraciones, una percepción sostenida añade la continuidad como variable principal a la ecuación del dolor.

Como otros absolutos del ser humano (el amor, la belleza, la honestidad, el pundonor, etcétera), el dolor sigue siendo una incógnita. Nuestra primera obligación como terapeutas es formarnos para entender a nuestros pacientes, aprender de ellos y enseñarles cómo pueden definir mejor lo que les pasa y así mejorar su diagnóstico.

Por tanto, la evaluación del dolor es un proceso complejo que depende, desde luego, del paciente: de sus vivencias, su cultura, su expresividad, pero también de las del terapeuta que debe calibrar el mensaje y catalogarlo. Por suerte, o por desgracia, nuestras experiencias y estrategias de comunicación son múltiples y no siempre extrapolables.

Medida objetiva

La manera más sencilla de medir el dolor es usar una especie de metro que, como si dijéramos, mide solo la longitud, una única dimensión, aunque la realidad es que el dolor tiene muchas. Sabremos si el dolor es pequeño (leve), mediano (moderado) o grande (severo); no obstante, esta clasificación es relativa según con lo que se compare.

Sin duda, la Escala Visual Analógica (EVA) es la más empleada: un segmento sin marcas excepto en sus extremos, que parte de la ausencia de dolor y llega hasta el dolor mayor imaginable.

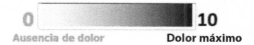

0 Ausencia de dolor 10 Dolor máximo

También es la más fácil de utilizar porque no necesita de un interrogatorio complejo al paciente y se puede extrapolar a una fórmula numérica que permite la cuantificación y el análisis estadístico de manera automática.

A veces, especialmente con niños o personas con dificultades de comprensión y expresión verbal, se emplean escalas visuales, como la de Campbell, con imágenes de caras con diferentes expresiones de sufrimiento, en las que el paciente puede identificar la suya en pleno «éxtasis» de dolor.

Ninguno de estos procedimientos sirve para medir el dolor neuropático (DN), que por su complejidad requiere de cuestionarios distintos. Los más conocidos son el DN4, con diez apartados que describen el dolor y a los que los pacientes responden con un sí o un no, y la escala LANSS (Evaluación de Signos y Síntomas Neuropáticos de Leeds, por sus siglas en inglés), parecida en su mecánica a la anterior.

Estas escalas se han ido mejorando con procedimientos más complejos que evalúan aspectos como la discapacidad, el descanso nocturno, la calidad del dolor, etcétera. Uno de los más extendidos es el Cuestionario del Dolor de McGill (MPQ, según sus siglas en inglés), elaborado en la universidad canadiense del mismo nombre en 1971. Consiste en 78 adjetivos agrupados en cuatro categorías —sensorial, afectivo-motivacional, evaluativa y miscelánea—, a través de los cuales el paciente puede definir con mayor precisión su dolor al especialista.

Sin embargo, todos estos sistemas se circunscriben a evaluar la presencia o ausencia de dolor y algunas de sus características y a nada más, cuando en la actualidad lo que interesa a los facultativos es conocer la calidad de vida de los pacientes con dolor, además de diagnosticar sus patologías, porque esta engloba aspectos emocionales, sociales y laborales que complementan y explican mejor su estado, y ayudan a determinar mejor los tratamientos para el dolor.

Para evaluar la calidad de vida de los pacientes con dolor existen unas herramientas, a modo de encuestas, que analizan la capacidad, la autonomía, la necesidad de ayuda, el descanso, la libertad de movimientos o el uso de medicación. Se llaman «cuestionarios de salud». Existen varios, los más utilizados en las consultas son de los que llamamos «tipo test», preguntas y respuestas definidas con un valor específico. Así funcionan el SF36 y su versión abreviada, el SF12, o el WHOQOL de la OMS (World Health Organization Quality of Life), que tiene una versión abreviada de fácil uso, con 26 puntos que generan un perfil de calidad de vida en el que se incluye la salud física y psicológica, las relaciones sociales y el medio ambiente.

Todos estos cuestionarios para conseguir medir el dolor están elaborados a partir de la percepción del paciente y dependen de la fiabilidad de sus respuestas y de su educación y cultura. Luego tienen un margen variable. Más preciso en cierto sentido es el uso de un método mecánico más objetivo: la resonancia nuclear magnética cerebral funcional (RNMf). En ella podemos ver activos los circuitos nerviosos relacionados con el dolor en tiempo real, lo que permite asegurar que a esos pacientes les duele en el momento de la toma de las imágenes. Desgraciadamente, estas captan las áreas activas si existe dolor, pero no nos dicen si es leve, moderado o grave. Por eso, el camino hacia una evaluación objetiva sigue siendo todavía muy largo.

MEDIDA SUBJETIVA

Los intangibles, como el amor, la belleza o el dolor, son imposibles de cuantificar objetivamente, dependen de la percepción de cada individuo. Nuestros esfuerzos para homogeneizar criterios y datos topan con esa valoración individual y se desvían dependiendo del paciente, del terapeuta y del método de evaluación, lo que a veces no nos permite llegar a una conclusión definitiva.

El dolor, como experiencia, puede explicarse de muy diferentes maneras según quien lo exprese. No es lo mismo ser un observador externo que el propio doliente, y cómo se expresa este y califica su dolor puede cambiar y, de hecho, cambia por el capricho del destino.

El ejemplo de C. S. Lewis (1898-1963), escritor británico célebre por *Las crónicas de Narnia*, puede ser ilustrativo. A la edad de quince años decidió abandonar la fe cristiana de su infancia para interesarse por la mitología y el ocultismo. Todos sus escritos posteriores rezuman un cierto resentimiento hacia la figura de Dios, que finalmente volverá a aparecer en su vida por la más que notable influencia de algunos amigos como J. R. R. Tolkien, George Macdonald y G. K. Chesterton, que recondujeron sus creencias al cristianismo. A este momento de su vida pertenece *El problema del dolor* (1940), una reflexión brillante desde la óptica cristiana sobre el dolor y su justificación, del sufrimiento como elemento de consolidación de la fe y de la vivencia religiosa. El estilo directo y vibrante con el que está escrito hace amena una lectura en la que desgrana los aspectos del dolor y su relación con la bondad divina. Pero en 1952 su vida dio un giro sustancial al conocer al que sería el amor de su vida, la poeta estadounidense Joy Gresham, y perderlo en 1960 a consecuencia de un cáncer óseo. De esta experiencia dolorosa surge *Una pena en observación* (1961), una nueva reflexión sobre el dolor, esta vez su propio dolor, que se centra en el sentido del sufrimiento y el papel aparentemente indiferente de Dios.

Si revisamos ambos escritos, los temas de controversia son semejantes, pero las reflexiones son completamente diferentes. Cuando estudiamos el dolor como proceso fisiológico, médico, clínico, incluso sociológico o filosófico, surgen una serie de reflexiones que no son las mismas que cuando nos afecta en lo personal, en lo más íntimo, como pacientes potenciales o reales que somos.

El dolor no es selectivo, no respeta profesiones, estatus, etnias o religiones. A veces una experiencia enseña más de medicina que un tratado completo de patología. El dolor es subjetivo, depende de la educación y la cultura. Está sujeto a la interpretación del cerebro, intelectual, pero también a factores sociales, económicos y políticos, incluso a las imágenes que vemos en los informativos de televisión.

Aprendamos a ponernos en el lugar del otro para entender su sufrimiento y conseguiremos un diagnóstico más certero y un tratamiento más adecuado a las peculiaridades de nuestros pacientes.

2

El dolor según su duración

Dolor agudo

El dolor *agudo* es el que surge tras un daño o lesión previa, que desaparece cuando lo hace la causa y suele responder a tratamientos convencionales como antiinflamatorios, analgésicos menores o derivados de la morfina. Es el que todos percibimos de manera sencilla y automatizada según la regla clásica estímulo-percepción-respuesta, y relacionamos con golpes, torceduras, quemaduras, cortes u otros daños.

María, de 75 años, acudió a urgencias tras caerse en la cocina de su casa. Un resbalón la llevó a un mal apoyo de las manos en el suelo que resultó en una fractura de muñeca. Una mujer mayor como ella tiene los huesos menos sólidos y reflejos limitados, por lo que es difícil evitar daños de cierta gravedad en estas caídas. La mala fortuna hace el resto. La secuencia que llevó a María al hospital es esta:

fractura, dolor, inflamación, disgusto y visita a urgencias. Y esta la que le queda por vivir hasta volver a casa: exploración, reducción de la fractura, fijación con tornillos bajo anestesia y analgesia para después. En unas semanas pudo seguir haciendo su vida casi con total normalidad.

Claramente, el dolor es un mecanismo de defensa, de alarma frente a una lesión, que desaparece cuando se trata la lesión y es proporcional a la gravedad de esta: a una lesión leve, un dolor leve; a una lesión grave, un dolor intenso.

Dolor irruptivo

No todo es tan sencillo: un dolor puede aparecer súbitamente, sin causa, o en el contexto de otro dolor o patología anterior. Este aumento exagerado e intenso de un dolor ya existente se ha bautizado como dolor *irruptivo*. Es, pues, el dolor agudo que aparece en el curso de un dolor crónico, una reagudización casi siempre relacionada con patologías dolorosas crónicas ya en curso, o fracturas y compresiones derivadas de estas patologías, generalmente relacionadas con el cáncer y de corta duración.

Puede ser de una intensidad muy notable y volverse insoportable para los pacientes, pese a que estos ya reciban un tratamiento adecuado para el dolor habitual en su patología, al que llamamos *dolor basal* (o de base). Este dolor basal controlado se desboca solo en ciertos momentos, pero es impredecible.

Carmen, de 70 años, diagnosticada de osteoporosis severa en la columna vertebral, bajó de un salto el único escalón de su portal y la presión excesiva le produjo un aplastamiento en las vértebras. Su vida pasó a ser un calvario casi con cualquier gesto o movimiento —estar de pie, sentada o caminando—; solo conseguía descansar cuando estaba tumbada o en reposo, ya que las lesiones y fracturas óseas son especialmente dolorosas en todas las circunstancias.

El dolor irruptivo precisa analgésicos muy potentes, de acción rápida y duración corta, con un perfil muy específico de absorción rápida, aunque, por lo inevitable de los picos de dolor, tanto en frecuencia como en intensidad, y la complejidad de muchos cuadros dolorosos, la dosis adecuada sigue siendo una asignatura pendiente.

Dolor postoperatorio

El dolor agudo más frecuente y mejor estudiado es el *dolor postoperatorio*, por lo predecible de su aparición y el entorno controlado y medicalizado en el que se produce, lo que permite un seguimiento que responda bien a los analgésicos u otras medidas paliativas. Sin embargo, pese a los muchos avances médicos, sigue produciéndose.

Hasta la llegada de la anestesia no existía distinción entre dolor quirúrgico —el que se produce durante las cirugías— y dolor postoperatorio: desde la intervención, el dolor era continuo en el proceso que conducía a la recuperación o a la muerte. La anestesia solucionó gran parte del problema al eliminar el dolor quirúrgico y los analgésicos controlados deberían de estar haciendo lo mismo con el dolor postoperatorio de manera generalizada; sin embargo, no es así siempre. ¿Por qué sigue existiendo, pues, el dolor postoperatorio?

La respuesta a esta pregunta debemos buscarla, en primer lugar, en la naturaleza individual: cada paciente es un mundo con una sensibilidad específica y una capacidad de recuperación concreta. En segundo lugar, en nuestro desconocimiento de los detalles de la intervención quirúrgica: cuando se decide el método —histeroscopia, colecistectomía, craneotomía, artroscopia—, solo conocemos la vía de abordaje y la parte del cuerpo afectada, pero no si la incisión que ha realizado el especialista ha sido grande o pequeña, si la cirugía fue corta o larga y si afectó a otras partes del cuerpo. Esto explicaría también por qué dos cirugías de igual nombre tienen una respuesta distinta desde el punto de vista del dolor.

Y aún hay más variables: la mano del cirujano es esencial. Su habilidad, sutileza, experiencia y limpieza pueden minimizar la lesión y reducir los daños de tejidos vecinos al realizar la intervención. También lo es la pericia del anestesiólogo:

el adecuado mantenimiento del paciente durante la operación, controlando no solo la conciencia, el dolor o la relajación, sino también la respiración y el aparato que le da soporte, el equilibrio de las sales del organismo y cómo se regula de manera autónoma, y la temperatura corporal, pueden reducir en gran medida el dolor postoperatorio. Podríamos añadir otros factores relacionados con el traslado de la mesa de quirófano a la cama y las distintas movilizaciones, fijaciones, apósitos y tracciones, que son necesarias en ese camino.

Todo ello nos lleva a entender por qué el problema del dolor postoperatorio sigue coleando, ya que hay una enorme variedad no solo de pacientes, sino de cirujanos, anestesiólogos, personal auxiliar, procedimientos, centros, etcétera. Los protocolos, guías clínicas o criterios generales son solo orientativos, señalan únicamente lo imprescindible con un rango que ha de adaptarse a cada paciente. Es muy relevante «hacer el traje a medida», es decir, acortar o alargar las piezas estándar de los patrones preparados y, además, probárselas al paciente.

Enrique, cirujano de profesión, de 52 años de edad y con amplia experiencia profesional, descubrió tras una caída casual en bicicleta, donde se fracturó la escápula y el manguito de los rotadores, la intensidad del dolor postoperatorio en un primer día de infierno y el beneficio de un bloqueo analgésico tras recibirlo al día siguiente. El dolor y su alivio no entienden de sexos ni profesiones.

Lo que sí sabemos con certeza es que la cirugía produce dolor y que este persiste después de que aquella concluya; por tanto, es elemental aplicar tratamientos que se adecúen a necesidades específicas.

Los médicos responsables deberían asumir este razonamiento. No basta con la consabida etiqueta «analgesia, si dolor», sino que debe pautarse *siempre*, haya dolor o no, es más, debe pautarse con anticipación una «analgesia de rescate» si el dolor aumenta, y existir un plan C si estas dos primeras medidas son insuficientes. Es decir, debe existir una adecuada coordinación entre la atención y la resolución de problemas, ya sea con el dolor, con la tensión arterial, la dieta o el ritmo intestinal.

No es aceptable en nuestros días que los pacientes sufran porque sus médicos solo se dediquen a operar o no hayan recibido formación en atención al paciente durante la carrera. Si no son ellos quienes han de encargarse, debería estar definido quién y cómo. En muchos centros existen equipos de atención al dolor agudo que supervisan los tratamientos y amplían su abanico de prestaciones con aparatos inteligentes que administran los medicamentos en un goteo continuo, o técnicas de alivio mediante infiltración o bloqueo anestésico de la zona dolorida. Así aportan un plus de calidad y confort. La realidad, no ya el futuro inmediato, es que el aumento del dominio de la tecnología en medicina, al igual que en otros ámbitos, es una herramienta que puede ayudar a aliviar el dolor del paciente de la misma manera que mejora el trabajo de los facultativos.

En este sentido merece una mención especial el colectivo de enfermería, grandes profesionales y verdaderos ángeles de la guarda de los pacientes, que soportan la presión del sistema, la demanda de los afectados y un trato no siempre correcto de los facultativos. Sin enfermería, que da continuidad a las intervenciones médicas en la asistencia hospitalaria, el tratamiento del dolor sería una utopía.

El dolor en el parto

El dolor de parto es una constante no solo en los tratados médicos, sino también en la tradición cultural y religiosa del ser humano. Prestigiosos investigadores como Ronald Melzack realizaron estudios sobre el dolor del parto en la segunda mitad del siglo XX, en los que encontraron que un 60 % de las mujeres que nunca habían parido (nulíparas) y un 45 % de las que habían tenido uno o más hijos (multíparas), experimentaban un dolor muy intenso o intolerable que las medidas de relajación o preparación habituales no conseguían aliviar de manera significativa.

Mercedes, de 35 años, acudió al hospital con una gran barriga, muy limitada en sus movimientos y asustada, no solo por el dolor del parto, sino por el pinchazo de la epidural, y con dudas sobre si, una vez anestesiada, podría moverse y empujar. Tras la exploración por parte del equipo obstétrico y la canalización de una vía venosa, se comprobó que el parto había comenzado; el tapón mucoso había salido y la bolsa amniótica estaba rota, las contracciones se hacían más y más intensas. Entonces, le ofrecimos la punción y colocación del catéter y, en apenas 20 minutos, la cara de la paciente se tornó en relajo tras unos momentos de mucha incomodidad. La punción fue sencilla y apenas incómoda y la epidural comenzó a hacer su «magia».

Sin embargo, la aplicación de técnicas analgésicas epidurales o espinales ha supuesto un antes y un después en el alivio del dolor de parto, con una eficacia demostrada, aunque no exentas de complicaciones como hipotensión o cefalea postpunción.

El dolor de parto tiene tres componentes fundamentales: uno abdominal intermitente relacionado con las contracciones; otro lumbar, también intermitente, y un tercero lumbar continuo. Todos ellos evolucionan durante el parto aumentando en intensidad a medida que este se desarrolla.

El dolor comienza a notarse en la piel de la zona del ombligo y las ingles, y en la superficie anterior e interna de las piernas, y progresa por los nervios del útero y del cuello del útero, del pubis, del abdomen y del tórax inferior.

En el segundo estadio, el dolor se extiende por toda la pelvis y el hueso sacro a través de nervios como el pudendo, con alcance en los órganos sexuales —vulva y vagina—, siendo menor en la zona lumbar.

El sistema nervioso controla y depura todos estos estímulos haciéndolos más o menos perceptibles. Es un sistema de amplificación como el de un altavoz: si conectamos unos auriculares, el sonido es más suave que si conectamos un megáfono. Y funciona como un mecanismo de retroalimentación, como el de la cisterna de un sanitario, que se apaga sola cuando está llena. Siendo así, la pregunta que siempre se plantea es si, al tratarse de un proceso natural y de un dolor transitorio, debemos tratarlo. Por lo general, todo sale bien y madre e hijo descansan después del esfuerzo. Pero, ¿quién puede dudar del beneficio de una técnica analgésica ante un reto extenuante de tantas horas, que mejora el confort de la paciente y disminuye el estrés, que facilita la evacuación de bebé y placenta y hace posible un parto de otra forma inviable?

Dicho esto solo quedaría, pues, una última pregunta: ¿deberíamos tratar el dolor que causa el parto al recién nacido? Actualmente sabemos que su cerebro capta el dolor una vez superada la semana veinte. ¡Quizá ese primer viaje de nuestras vidas deberíamos prepararlo mejor!

Epicondilitis o codo de tenista

Ciertos deportistas, en concreto los tenistas, son especialistas en la patología aguda que a continuación describiré; no en vano, lleva su apellido por los muchos casos descritos en ese deporte.

Es un cuadro de dolor en la parte lateral del codo, en la articulación entre húmero y radio, en un pequeño apéndice llamado *cóndilo externo* donde se insertan los músculos que estiran la mano y los dedos. El origen es un microtraumatismo repetido y continuado en los tendones de los músculos radial externo y cubital posterior. Esto produce una inflamación y un dolor que pueden cronificarse por un sobreuso continuado o una sobrecarga de los extensores del antebrazo. Aparece en pacientes que realizan actividades repetitivas que implican agarrar algo, como en los deportes de raqueta —tenis, pádel, bádminton, squash—, pero también en otros deportistas, como ciclistas y motoristas, y profesionales como reponedores o vendedores de helados.

Juan, de 25 años, es un empleado de supermercado que trabaja reponiendo estanterías y en la caja cuando se le necesita. Los esfuerzos continuados para cargar con peso que sufren los músculos y tendones de sus antebrazos le han producido una epicondilitis aguda. El dolor es muy intenso e incapacitante, obligándole a evitar las tareas con una mano y haciéndole perder muchísima capacidad. Ni masajes, ni codera, ni antiinflamatorios le alivian lo suficiente, impidiendo su vida profesional y personal.

El dolor se localiza en el cóndilo externo, es constante y aumenta con la contracción activa de la muñeca. Los pacientes muestran una gran incapacidad para coger objetos pesados, como una pala, o ligeros, como una simple taza. Al dolor y la incapacidad suele asociarse una alteración del descanso nocturno, pues no es fácil encontrar una postura en la que no moleste el dolor y mantenerla durante el sueño.

En las exploraciones encontramos dolor en la movilización y palpación de los músculos extensores a nivel del codo, en el sitio donde se conectan músculo y hueso, llamado *inserción*. Aquí se aprecia un engrosamiento de los tendones y que la fuerza de la mano para coger cosas está claramente disminuida.

La prueba del codo de tenista consiste en la estabilización del antebrazo mientras se pide al paciente que cierre el puño y mueva la muñeca. A continuación se flexiona bruscamente la muñeca y se produce un dolor agudo justo en el lugar descrito.

No debemos confundirlo con otros cuadros que cursan con dolor por irritación del nervio radial que recorre el brazo. El codo de tenista afecta solo a la zona del mencionado cóndilo externo. En los otros casos suele reproducirse una irritación o inflamación de una raíz nerviosa que genera dolor en el cuello y otros síntomas que suelen extenderse al pecho o a lo largo del brazo. La radiología —radiografías o resonancias magnéticas— nos permiten descartar posibles alteraciones encubiertas en huesos y tendones.

Algunas exploraciones son absolutamente demostrativas: algunos de los pacientes ni siquiera pueden lavarse los dientes utilizando el brazo afectado. Puede que al preguntarles por los deportes que practican estos no tengan que ver con raquetas ni bicis o motos, pero en su vida cotidiana llevan a casa la compra en dos bolsas iguales y luego las alzan hasta la encimera antes de colocar lo que hay en ellas. Por sencilla que parezca, esta actividad puede ser la causa verdadera de muchas lesiones.

La rehabilitación consigue grandes mejoras, pero a veces el dolor permanece en los puntos de inserción de los tendones y se vuelve resistente al tratamiento rehabilitador y a los antiinflamatorios. Es el momento de apostar por técnicas analgésicas como la radiofrecuencia pulsada durante varios minutos, pues producen un alivio significativo y que se pueda recuperar el ritmo de vida de manera progresiva. De todas formas, lo que aconsejamos como prevención, tanto si se ha tenido o no codo de tenista, es practicar ejercicios de estiramiento y tonificación, evitar sobreesfuerzos con un solo brazo en el deporte (o en las otras actividades comentadas) y algo de sabiduría oriental: «La puerta que se abre y se cierra no se oxida», dice un aforismo tradicional chino. O lo que es lo mismo: mantenerse activo de forma constante ayuda a preservar la salud, tanto física como mental, pues no hay que olvidar que el dolor también es causa de depresión.

Dolor crónico

El término *crónico* proviene de Cronos, el dios del tiempo de la mitología griega, perteneciente a la primera generación de titanes y líder de la rebelión que destronó a su padre Urano y por la que gobernó el cosmos hasta que fue destronado por su hijo Zeus. Cronos es el Saturno latino, a quien se representa devorando a sus hijos para evitar traiciones futuras como la que él le hizo a su padre. El tiempo, el paso de las edades que gobierna Cronos, es una fuerza destructiva, no constructiva.

El calificativo se atribuye al dolor cuando se mantiene durante un tiempo prolongado, persiste la sintomatología después de desaparecer la causa o se perpetúa más de seis meses, lo agudo se vuelve crónico y se convierte en una auténtica enfermedad en sí mismo. Hay muchas patologías, como la artrosis, que se pueden considerar crónicas desde el momento de su aparición.

Cuando hablamos de dolor *crónico*, muchas veces no somos conscientes de cómo las definiciones y sus enunciados pueden reducir la realidad a un solo significado y dejar fuera algunos aspectos esenciales que son relevantes para el análisis clínico, pues tienen que ver, y mucho, con el alcance sociosanitario del dolor. Por ejemplo, tres de cada cuatro pacientes de los que acuden a Urgencias lo hacen por una reagudización de un problema crónico; la mitad de la población sufre una enfermedad crónica y casi un 70 % de los mayores de 65 años padece tres o más patologías de este tipo.

El dolor crónico necesita, pues, mucha paciencia y comprensión por parte de los afectados y de los terapeutas. Y una actitud multidisciplinar a la hora de contemplar los cuadros y sus causas.

Tenemos que priorizar tanto la conservación de la vida como su calidad. Esta última es un concepto personal que debe individualizarse para conseguir que nuestros pacientes tengan un alivio cuanto mayor, mejor, pero también para que aprendan a conocerse y a aprovechar los aspectos más favorables de sus vidas.

El papel de las autoridades: las Unidades del Dolor

Con el horizonte del envejecimiento progresivo de la población y de la presencia de patologías concomitantes en casi todos nuestros pacientes, todos debemos contribuir a estrategias globales para afrontar las patologías crónicas que permitan a los mayores de hoy, y a los que seremos mañana, recibir los cuidados de un sistema de salud público de calidad y sostenible desde el punto de vista de los recursos.

Organismos internacionales, como la Organización Mundial de la Salud (OMS), o locales, como el Ministerio de Sanidad o los Servicios de Sanidad de las Comunidades Autónomas, han desarrollado programas de atención a los pacientes crónicos con estructuras muy semejantes, cuyo objetivo, a grandes rasgos, es priorizar la prevención y promocionar la salud, educación y formación de terapeutas y pacientes.

Hemos mencionado en la introducción las Unidades del Dolor como centros especializados en el dolor crónico. Habitualmente están vinculadas a la especialidad de Anestesiología y Reanimación, aunque no es rara, e incluso sería deseable, la presencia en ellos de otros especialistas como rehabilitadores, neurocirujanos, psicólogos, personal de enfermería, fisioterapeutas y trabajadores sociales, pues dan un enfoque multidisciplinar muchas veces necesario, dada la dificultad en el diagnóstico y tratamiento de algunos pacientes. Las Unidades del Dolor deben estar preparadas para atender todo tipo de casos, especialmente aquellos no controlados por otros especialistas.

Los principales síndromes que se atienden en ellas son:

— Dolores malignos o asociados al SIDA, como lumbalgias y dolores vertebrales y articulares, dolor en los discos intervertebrales (discogénicos) o en el nervio espinal (radiculares).
— Dolores en huesos y músculos (osteomusculares), en articulaciones y tendones (articulares tendinosos) y dolores musculares crónicos (fasciales o miofasciales).
— Dolores viscerales, espontáneos o postquirúrgicos (inmediatos o de larga duración).
— Dolores originados en el sistema nervioso como neuralgias, neuropatías y fibromialgia, enfermedad esta última de gran complejidad y origen no completamente resuelto, cefaleas y dolores faciales.
— Dolores causados por lesiones en el sistema nervioso central, como los ictus o la esclerosis múltiple, o en el regional (algodistrofias).

Aunque el número de Unidades del Dolor se haya incrementado en los últimos años y llegue a unas trescientas entre centros públicos y privados, lo que supone al menos dos profesionales a tiempo completo por Unidad, que asisten a treinta pacientes al día durante los 220 días lectivos del año, el número de pacientes tratados no llegaría ni a cuatro millones, muy por debajo de los ocho millones de personas que lo necesitan.

Los pacientes de patologías crónicas deben tener un mayor protagonismo, no solo como beneficiarios y elementos decisivos en las políticas de atención sanitaria, sino como verdaderos generadores de su propia salud, con estrategias de autocuidado y programas de colaboración con «pacientes expertos».

El desarrollo de la historia clínica centralizada y la receta electrónica, la ampliación de los centros de día y de subagudos y la inclusión de un programa amplio de atención social, ocio, cultura, deporte... completan un plan muy atractivo que esperemos, por el bien de todos, se vaya cumpliendo en todos sus términos en el futuro.

La salud es un bien común y también individual. Todos y cada uno debemos cumplir con nuestra parte y exigir a los demás que hagan lo propio. Lo que hoy parece problema de otros, mañana será nuestro propio problema. Pues el dolor crónico, como otras experiencias humanas, se produce en un entorno social. El seguimiento de la patología crónica exige una atención igualmente crónica, tanto en tratamiento farmacológico o intervencionista como en atención, sea presencial o telefónica.

El papel de la familia

La familia, como unidad básica social, constituye el escenario en el que las patologías crónicas encuentran su acomodo y se desarrollan en el día a día. Esta afirmación no es ninguna novedad para todos aquellos que padecen o tienen en su hogar a alguien con un problema de esta gravedad.

Un paciente de dolor crónico no solo es un ser humano enfermo que padece en primera persona su patología, sino que produce una repercusión social que afecta a todo su entorno, en primer lugar, al familiar, pero también, y por descontado, al laboral.

Desde que se nos presenta un problema de salud, lo compartimos con nuestro entorno, y también nuestra preocupación por el origen, la gravedad o el tratamiento, y son nuestros familiares más próximos o nuestros amigos los que nos acompañan a la consulta del médico. Las vidas de los que conviven con un enfermo crónico se ven mediatizadas, pues han de adaptarse en mayor o menor medida a las restricciones recomendadas en el tratamiento del afectado: la dieta sin sal ni grasas animales, sin azúcares, sin lactosa o sin gluten, sin ir más lejos, puede determinar los hábitos de vida no solo de un individuo, sino de todo un colectivo familiar.

Igualmente, la disponibilidad de un arsenal terapéutico permanente, con las pautas habituales y las de rescate, constituye una maleta más añadida al equipaje, ya sea para ir de vacaciones o para cruzar la calle, y lo mismo sucede con los historiales médicos y las prescripciones en curso, las citas médicas y de pruebas pendientes. No solo se hace necesario un esfuerzo de comprensión, sino de tolerancia, para acomodar la vida de uno a las limitaciones de otro que precisa cambio de hábitos, agendas, trabajos y hasta de colchón.

Solo una institución como la familia, basada en el afecto y la comprensión, explica que estas patologías no agoten no solo la salud, sino la capacidad de afrontar el reto sostenido en el tiempo de un problema sin solución. Diabetes, hipertensión, dolor crónico, cáncer, insuficiencia renal, cardiopatía isquémica, esclerosis múltiple, síndromes cromosómicos, enfermedades raras o ictus, entre otras, son enfermedades socialmente discapacitantes.

Las asociaciones de pacientes

A falta de una respuesta social o asistencial más completa, los enfermos crónicos reciben ayuda extra al asociarse con otros afectados por su misma dolencia, gracias al esfuerzo continuo y discreto de esas familias abnegadas que ayudan, acompañan y consuelan a los suyos. Una vez más, la suma de sujetos anónimos, de individuos de la sociedad civil, sirve de ejemplo y de guía a las instituciones en el camino a seguir para una atención integral de patologías como el dolor crónico. La respuesta a los problemas colectivos debe ser colectiva, aunque en ella se sumen los esfuerzos individuales.

Es imprescindible una buena estructura sanitaria de atención, pero también es muy importante un tejido social de apoyo a los enfermos crónicos, así como la solidaridad, la educación y, cuando sea posible, porque siempre será necesario, la ayuda con recursos públicos, así como un estilo de vida adecuado.

Las patologías crónicas más frecuentes tienen que ver con el aparato locomotor: artrosis, osteoporosis, enfermedades inflamatorias osteoarticulares o fibromialgia, lo que produce un grado de dependencia extremo. Otras patologías, como las cefaleas de causa multifactorial y la lumbociatalgia o las neuralgias forman parte del extenso abanico de la patología crónica que consume la salud de nuestros conciudadanos y los recursos sanitarios de todos. Muchas de estas patologías degenerativas no tienen cura, solo podemos aliviar los síntomas o reducir su repercusión sobre la vida de los pacientes.

En este esfuerzo todo cuenta: una alimentación adecuada, el ejercicio y el descanso son elementos imprescindibles de un estilo de vida saludable que ayuda a mitigar el dolor crónico, pero existen otros que en cantidades pequeñas pueden también incidir en la disminución del dolor. Un ejemplo es la vitamina D, por su importancia en el metabolismo del hueso y en su funcionamiento.

La vitamina D

También llamada *calciferol*, es una hormona emparentada con el colesterol que se encuentra en el organismo humano y regula los niveles de calcio y fósforo en sangre. Actúa tanto en el intestino, promoviendo su absorción desde los alimentos, como en el riñón al reabsorber el calcio. Contribuye a la formación y mineralización del hueso, y es básica en el desarrollo del esqueleto y la contracción muscular. También regula la secreción de la hormona paratiroidea (PTH) y afecta al sistema inmune como modulador, al facilitar la fagocitosis y la actividad antitumoral. Se han encontrado receptores de vitamina D en todo el organismo, por lo que se cree que puede intervenir en muchos procesos fisiológicos de una forma que todavía desconocemos.

De todo lo anterior podemos deducir que tiene un papel esencial, tanto en la estructura como en la función musculoesquelética y, por tanto, un protagonismo principal en las patologías que la afectan, es decir, el dolor. Ahora bien, ¿qué papel concreto juegan los desequilibrios de vitamina D en el dolor agudo o crónico?

Aunque en algunos estudios se han encontrado sistemáticamente niveles bajos de vitamina D en el 20 % de todo tipo de pacientes de las Unidades del Dolor, este porcentaje sube al 70 % en los aquejados por patologías reumatológicas, llega al 69 % en pacientes con inflamaciones debidas a una mala regulación del sistema inmune (conectivopatías), al 62 % en aquellos con osteoartritis, al 71 % con osteoporosis y al 75 % con lumbalgia inespecífica y fibromialgia.

Así pues, la vitamina D parece actuar como un *esteroide neuroactivo*, una especie de sal o pimienta de todas las salsas, el elemento que influye en los procesos cerebrales que controlan tanto el funcionamiento de los órganos como los estados de ánimo y el comportamiento, de tal manera que su presencia adecuada en el organismo podría ayudar a mejorar el sistema inmunitario y a prevenir enfermedades graves como el cáncer, la diabetes o las cardiovasculares.

Actualmente los valores normales de vitamina D son un tema de controversia y estudio. En una orientación aproximada, se consideran valores por debajo de 12 nanogramos por mililitro como una deficiencia; entre 12 y 20 como una insuficiencia, mientras que niveles mayores de 20 serían suficientes, pero por encima de 50, perjudiciales.

Hay varios estudios que no han encontrado ninguna evidencia que recomiende el uso sistemático de vitamina D en el tratamiento del dolor crónico, aunque esto no quiere decir que no pueda beneficiarse aquel paciente que tenga unos niveles bajos y que no sea favorable para la evolución general de su salud. La relación entre los niveles de vitamina D y el dolor crónico parece ser débil. La adición de suplementos de vitamina D no puede recomendarse como terapia principal para el dolor, aunque sí hay razones para recomendar su uso como parte del tratamiento, siendo este simple y barato. Y uno de los riesgos que más hay que vigilar es el de sufrir un ictus.

La vitamina D parece tener, además, un efecto antienvejecimiento: las personas con niveles adecuados mantienen los telómeros —extremos de los cromosomas con un ADN repetitivo que da estabilidad y reduce atipias y anomalías— más largos, mientras que su menor longitud se asocia al proceso de envejecimiento; es decir, cuanto más largos sean los telómeros, más joven biológicamente se mantiene el organismo.

En cualquier caso, la recomendación actual es mantener una dieta con dosis suficientes de vitamina D. Se aconseja una ingesta de unas 600 Unidades Internacionales (UI, una medida que suele usarse en farmacología) en adultos de 19 a 70 años, y de 800 para mayores de esta edad. La dosis en personas con déficit severo o riesgo de hipovitaminosis debe incrementarse hasta 1.200 o 1.500 UI. ¿Y de dónde obtenemos estas dosis? De alimentos como el pescado azul y el aceite de hígado de bacalao, las setas o el hígado de ternera, del queso, los guisantes y la yema de huevo, y, por supuesto, alimentos enriquecidos como la leche, productos lácteos, cereales o pan.

La exposición al sol, aunque es cierto que facilita la síntesis de vitamina D, ha de ser continua, extensa y, por tanto, sometida a una radiación importante, lo que hace que los beneficios que ocasiona no compensen a los perjuicios. Debemos recomendar, pues, una vida basada en la dieta adecuada, el ejercicio moderado, preferentemente al aire libre, y el descanso suficiente.

3
EL DOLOR DE MÚSCULOS Y HUESOS

CABEZA: CEFALEAS Y DOLORES OROFACIALES

El dolor de cabeza o cefalea: elaboración mental y maldición

Hace algún tiempo, durante un curso de verano de la Universidad Rey Juan Carlos, tuve el privilegio de conocer personalmente al prestigioso neurólogo español Arturo Goicoechea, médico atípico dedicado en cuerpo y alma a sus pacientes y a una forma de concebir el dolor y su tratamiento distinta de lo habitual. Su experiencia se centraba en el manejo de pacientes con dolor de cabeza y en la racionalización de la migraña, mediante la reeducación de algunas convicciones sociosanitarias que actúan como prejuicios, potenciando la patología dolorosa.

Arturo y yo hablamos de cómo nuestra cultura, nuestra jerarquía de valores —no solo la judeocristiana, sino la simple explicación de las percepciones— y toda aquella experiencia heredada desde el origen africano de nuestra especie como primates influyen en la forma en que cada uno afronta sus actos. Por ejemplo, la sensación de caída que tenemos en sueños sería un recuerdo ancestral de nuestra época de primates saltando por las ramas. Esa impregnación primigenia estaría también en gestos como las caricias, la sonrisa o los ataques de cólera, también típicos de los primates.

De la misma manera, las verdades *a priori* sobre el peligro, la salud y el dolor son interpretadas de forma automática por el cerebro. Si, por ejemplo, este presume un riesgo vital, funciona sobreexcitado por esa amenaza y facilita la aparición del dolor y el resto de síntomas que acompañan a la migraña.

La idea me pareció muy atractiva, si se toma la premisa de ausencia de lesión como punto de partida: todo lo demás sería un malfuncionamiento de los circuitos neuronales relacionados, no con la percepción, sino con la interpretación de tal percepción. Es como si una luz de alerta en el cuadro de mandos se convirtiera en una amenaza cierta que activa una respuesta de alarma crítica. Cuando nos despertamos, abrimos los ojos y vemos borroso. Esa pérdida de visión puede ser signo de un tumor cerebral, pero casi siempre es una simple nube de lágrimas. No todas las amenazas posibles suponen un riesgo grave y una interpretación en ese sentido puede ser muy dañina.

Particularmente, me resisto a creer que toda la explicación de la cronificación de muchas patologías dolorosas sea esa, pero creo que hay mucha verdad en el postulado. El dolor no es solo una percepción, se elabora e interpreta con todos los elementos del funcionamiento cerebral, las oportunidades perdidas o conseguidas, la temperatura o la humedad existente, los pantalones que llevamos puestos o la fase de la luna. No podemos atribuir a muchas de esas causas lo que nos sucede, o a una ambigua predisposición genética, pero tampoco podemos afirmar que no haya factores que puedan afectarnos simplemente porque no los detectamos. Y aun así hay afecciones dolorosas contra las que fallan de inicio muchas terapias. Entonces, ¿qué decisión tomar?

La cefalea o dolor de cabeza es el cuadro doloroso más frecuente en la población general. A todos nos duele la cabeza de forma ocasional y a muchos de forma habitual, relacionado con según qué circunstancias. Sin embargo, una parte no desdeñable de la población padece dolor de cabeza de forma crónica, repetitiva, intensa, invalidante, muchas veces relacionado con mínimos esfuerzos y a veces ni siquiera. Se suele asociar a estímulos como la luz, el ruido, los olores o sabores, al estrés, a malas posturas crónicas o a un dolor cervical que acaba invadiendo la cabeza.

Hay muchas causas del dolor de cabeza, distribuidas en dos grandes categorías: el *dolor tensional*, relacionado con contracturas musculares de cuello o de los músculos masticatorios o de ambos, y el *dolor migrañoso o hemicraneal*, casi siempre pulsátil (que golpea) y localizado en una de las dos mitades laterales de la cabeza.

El dolor tensional suele ser continuo y creciente en el tiempo, se incrementa con la postura y mejora con el descanso. El migrañoso suele ser súbito, intenso, pulsátil y muchas veces no mejora con nada y empeora con todo, por lo que invita al enclaustramiento y a esperar a que se pase de alguna manera. Ambos cuadros suelen empeorar con el estrés y también con los ciclos menstruales, y afectan más a mujeres que a hombres.

En algunos casos se presentan ocasionalmente episodios de migraña pulsátil en media cabeza. Son intensos y, si no se tratan con antimigrañosos de una forma precoz, incapacitan severamente, pues producen náuseas, fotofobia y una sensación severa de no poder hacer nada. A veces el paciente ya ha recibido tratamiento con medicamentos como antidepresivos y antiepilépticos, incluso con toxina botulínica, sin que se haya conseguido modificar el curso de la enfermedad. ¿Qué hacer cuando todo falla y ya se han probado todas las terapias habituales sin que hayan sido eficaces?

Desde luego, no perder la calma, que no es fácil. Tanto el paciente como el facultativo que sigue las rutinas terapéuticas prescritas se abocan a la desesperación y al miedo al fracaso, pero no deben perder la calma. Hay que reevaluar el caso con una valoración concienzuda del plan terapéutico y sus problemas, y también reconocer nuestros límites y los de nuestra medicina como humanos que somos.

Cuando todo falla, debemos agotar el arsenal terapéutico, es decir, probar todo: tratamientos pinchados en los nervios, en los haces de músculos o en el espacio epidural craneal; y también la acupuntura y la estimulación eléctrica profunda del cerebro o superficial de los nervios craneales mediante un aparato dosificador implantado. Con estas técnicas la necesidad de analgesia disminuye radicalmente y la incidencia de episodios migrañosos pasa de dos por semana a uno al mes o menos. Los resultados suelen ser excelentes desde el punto de vista quirúrgico y analgésico, pero no siempre resultan completos. La mejoría es muy notable, aunque no desaparece el dolor ni la necesidad de medicación añadida.

Los pacientes deben seguir cuidándose y mantener una disciplina en sus hábitos de trabajo y vida. La estimulación eléctrica es una gran herramienta, pero no la lámpara mágica. Tiene sus límites, sus riesgos y, cómo no, su coste económico: por eso se reserva como terapia de rescate cuando lo anterior falla. La posible aplicación de una nueva terapia a base de anticuerpos monoclonales, con un suero biológico a modo de vacuna contra el dolor, es una expectativa que abre una gran esperanza.

Miguel, diagnosticado de cefaleas en la adolescencia, treinta años después sigue padeciéndolas. Su cuadro ha evolucionado a una especie de mezcla entre las categorías clásicas, pues mejora con el descanso y empeora con la actividad y el estrés, y una referencia cervical en su localización, pero que invade toda la zona craneal a lo largo del día. Conseguimos un alivio de los episodios y un distanciamiento entre ellos mediante ciclos de tratamientos intravenosos con lidocaína y el uso de toxina botulínica, aunque no hemos podido encontrar todavía un tratamiento definitivo. Para combatirlas de manera cotidiana sigue tomando analgésicos, antipiréticos y ansiolíticos de forma habitual y las controla de manera aceptable.

Un tratamiento integral debe disponer de todas las terapias comentadas, pero un equipo médico que se precie debe utilizarlas con sensatez en el momento adecuado.

La cefalea tras una punción diagnóstica o terapéutica es un claro ejemplo de dolor provocado y que responde muy bien a tratamientos con técnicas invasivas si solo el reposo no es suficiente. Cabe decir que algunas cefaleas concretas, como la derivada de una punción lumbar por anestesia o diagnóstico neurológico, o la que producen malformaciones como la de Arnold Chiari, que ocurre cuando el tamaño del cerebelo es inferior al normal o tiene una forma extraña, precisan un diagnóstico exhaustivo, pero su tratamiento con técnicas invasivas, como una pequeña cantidad de sangre en el espacio epidural —el llamado parche hemático—, o con cirugía descompresiva en la base del cráneo, hacen desaparecer el cuadro.

Cuando hablamos de dolor, insistimos en el hecho de que no hay una única receta infalible. La mayoría de las veces la solución depende de múltiples factores: de la patología, del paciente y su propia naturaleza, del terapeuta, su formación y prioridades, de la opinión contrastada de los expertos científicos en el momento que se plantea el caso y de un cajón de sastre que llamaríamos azar, difícil de concretar, pero también decisivo.

Las patologías crónicas y el dolor en particular no son siempre bien entendidas. Algunos cuadros sintomáticos, como la fibromialgia, las cefaleas o las malformaciones de Chiari, precisan de una formación concreta en el médico para que tenga la sospecha diagnóstica, del trabajo en equipos multidisciplinares, de tenacidad y, cómo no, de suerte.

Un diagnóstico y tratamiento acertados producen una suma de acontecimientos positivos que devuelve el sentido a la vida de los afectados y justifica nuestra dedicación profesional. El dolor muchas veces no tiene cura, pero siempre tiene tratamiento y en muchas ocasiones un alivio importante. No debemos rendirnos a la primera de cambio.

Dolores orofaciales: caries, dolores dentales y de trigémino

Los dolores *orofaciales* son los que se producen en la cara. Entre ellos, una de las patologías más frecuentes y estudiadas es el dolor dental, producido por la lesión del esmalte y del nervio del diente. Tanto es así que fue el motor del descubrimiento de la anestesia quirúrgica a finales del siglo XIX por Horace Wells y William Morton, ambos dentistas. Es un dolor tan agudo y tan temible, que los dentistas forman parte del inconsciente colectivo del miedo desde que los barberos se ocupaban de la ingrata tarea de extraer muelas y dientes. La pesadilla del dolor orofacial, en general, y del dolor dental en particular, y la tortura que supone para muchos su tratamiento se repiten en todas las culturas.

Los dientes, encías, mandíbula, paladar, lengua, etcétera, son estructuras afectadas por muchas terminaciones de los nervios trigémino, facial, hipogloso y glosofaríngeo, y por ello son fuente de multitud de cuadros de dolor, del más simple al más complejo.

El uso de gases hilarantes, sedantes y anestésicos para poder eliminar la causa del dolor dental contribuyó decisivamente al progreso de la medicina y de la cirugía, y acabó de un plumazo con la asociación cirugía-dolor, una pareja «de hecho» en toda la historia anterior de la humanidad. La inclusión de los derivados de la cocaína, sustancia extraída de las hojas de coca, importada de América del Sur por los españoles y depurada y estudiada como tratamiento anestésico por William Halsted y Richard Hall, dibujó un panorama de atención al dolor dental muy lejos de la leyenda del Far West o las películas de terror, y la acercó a la realidad de nuestros días.

Y, si hablamos de dolor dental, nada produce más miedo ni dolor que las caries, aunque el concepto de dolor dental sea más complejo y no se limite solo a las caries: un término que abarcaría todo sería el de dolor *odontogénico*.

Las caries

Son lesiones destructivas en los dientes, generadas por los ácidos que produce la placa bacteriana al degradar los restos de los alimentos, especialmente aquellos ricos en hidratos. Además de la destrucción dental, y debido a la enorme cantidad de ramas nerviosas que llegan a los dientes, las caries son fuente de dolor conocida por casi toda la población, un dolor evitable y desde luego tratable.

Su incidencia y prevalencia se relaciona naturalmente con la dieta y la higiene. El problema, aparentemente simple, no ha encontrado de momento solución definitiva pese a encontrarse los medios de comunicación y los centros comerciales inundados de procedimientos de limpieza, dentífricos, colutorios y otras estrategias para impedir esta lacra asociada tradicionalmente al desarrollo y a esa dieta demasiado abundante en hidratos de carbono que campa por sus respetos en nuestra sociedad desde los inicios de la humanidad, como parecen señalar los hallazgos de los paleontólogos en excavaciones como la de Atapuerca, donde han aparecido restos fósiles con piezas supranumerarias (dientes adicionales) y restos de abscesos en las mandíbulas (acumulaciones de pus por infección).

No parece, pues, que nuestra sociedad vaya a desaparecer por la gran prevalencia de las caries, pero tampoco podemos dejar que una patología de la que conocemos su origen, y la manera de prevenirla y tratarla, siga existiendo en nuestros días. Ya es tiempo de sobreponernos y asegurarnos un futuro libre de caries. En esta dirección hay algunos estudios sobre la tipología de las bacterias que la producen y la manera de controlarlas con otro tipo de bacteria, la *Streptococus dentisani*, que actúa como barrera.

Puede que estemos ante la solución definitiva a nuestros desvelos para que así, dentro de cien mil años, cuando otros encuentren nuestros restos fósiles, al menos no puedan decir que teníamos caries.

Dolor dental u odontogénico

Comienza casi con la vida, pues el afloramiento de los primeros dientes, especialmente el primer molar, ya cursa con dolor. Los niños, como en otras patologías, son especialmente sensibles no por su exposición, que es semejante, sino por la falta de cuidados.

Las piezas de la dentición temporal, más conocidos como *dientes de leche*, tienen todas las características de los dientes adultos, incluidas la sensibilidad, la vulnerabilidad a ácidos y azúcares y a la ya citada falta de cuidados.

Cuando decidimos elaborar nuestros alimentos de una forma industrial, conseguimos disminuir las privaciones y que llegaran a un porcentaje mayor de la población, pero también hemos expuesto la dentadura a un peligro mayor, por la alta concentración de productos refinados, pobres en fibra y residuos y ricos en azúcares, que pueden causar caries y dolor odontogénico.

El dolor dental proviene de la afectación de la *dentina*, capa externa del diente conformada por una estructura tubular rellena de líquido y rica en terminaciones nerviosas por la ramificación del nervio dentario. La *teoría hidrodinámica* defiende que las delicadas terminaciones nerviosas situadas en el interior de esos tubos resultarían afectadas por los cambios de presión en el líquido, derivados de la inflamación y que justifican el dolor. A ellos se une la sensibilidad de las fibras nerviosas —llamadas *A-delta* y *C*— de la pulpa dental, que acusan los impactos y la acción de los ácidos, aunque tienen un umbral del dolor elevado y necesitan un estímulo lo bastante intenso. Sin embargo, todos sabemos cómo los dientes enfermos, marcados con caries, tienen la sensibilidad incrementada. Esta hace que otras fibras nerviosas —llamadas *A-beta*— se dañen, y sea la pérdida de los odontoblastos —células responsables de la regeneración de las paredes del diente— la que se postule como la verdadera amplificadora de los estímulos dolorosos.

En cualquier caso, y aunque queda mucho por estudiar en este campo, lo que sí sabemos, basándonos en la evidencia y la experiencia, es el papel esencial de la higiene bucodental, debido al efecto beneficioso que supone eliminar el contacto continuo de los dientes con los elementos que los deterioran. Nuestra dieta, rica en hidratos de carbono refinados, incrementa el riesgo, y los niños son el eslabón más débil de esta cadena. Higiene y educación van de la mano en la prevención de la patología actual en niños y la futura en unos adultos que adquieran por convicción unos hábitos saludables.

Debemos pedir una concienciación social de las bondades de la higiene pues, como decía aquel viejo aforismo médico, «es más fácil y barato colocar una valla y letreros al borde de un precipicio, que un hospital con todos los medios en el fondo para los que caigan por aquel».

El nervio trigémino y el dolor

Los tratamientos farmacológicos para el dolor odontogénico son complejos y merecen que les prestemos algo de atención para saber cómo abordar el dolor en la cavidad oral. Este se transmite por múltiples nervios, como he comentado, pero el más importante en la sensibilidad facial y vehículo del dolor orofacial por excelencia es el nervio trigémino. Tan relevante es su papel que existe un cuadro específico de dolor asociado a él.

El trigémino es un nervio craneal central que se origina en el encéfalo en varios núcleos cerebrales. Desde ahí avanza hacia la periferia, abandonando el cráneo por el lugar donde se asienta el ganglio de Gasser, verdadera centralita de modulación de la información sensitiva procedente de la periferia.

La palabra ganglio, empleada con profusión en anatomía, significa masa, pelotón, nódulo de células. Johann L. Gasser, anatomista austriaco, lo describió en 1765 en la pujante Escuela Médica de Viena, a la que fue invitado por su gran prestigio, aunque poco disfrutó de su descubrimiento, pues falleció ese mismo año.

Esta estructura, situada en el interior del hueso temporal, se divide en tres ramas que se distribuyen a distintos niveles por toda la cara. Esto explica la compleja sensibilidad facial, que puede ir desde reflejos de estornudo hasta lagrimeos al manipular nervios frontales.

Al ser un nervio tan ampliamente extendido en una zona llena de otras terminaciones nerviosas, se comprende la cantidad de cuadros específicos y relaciones patológicas que genera. Desde las cefaleas a la neuralgia de trigémino, rinorreas o alteraciones en la percepción del olor o sabor de los alimentos. No es el nervio de la expresión facial por excelencia, pero participa en ella de forma decisiva y tiene algunos rictus o tics característicos cuando se altera.

Avicena fue el primer médico que describió su patología como tic doloroso, aunque no tenemos la certeza de que tuviera conocimientos anatómicos exactos. Probablemente conocía la relación de esta enfermedad con algunas de las estructuras que sabemos que forman el complejo trigeminal facial.

Personas como Juan, de 35 años, que tras una intervención dental comenzó a sentir dolores eléctricos continuos, como calambrazos al mínimo gesto, que se repetían decenas de veces a lo largo del día y que le impedían comer, hablar o incluso tragar saliva; o Fuensanta, de 55, que comenzó a tener un aumento de sensibilidad al frío en la cara y las encías, hasta no poder hablar ni casi comer y tener que llevar bufanda incluso en verano, y que precisó una intervención quirúrgica en el ganglio de Gasser, muestran cuadros diferentes en su origen y tratamiento, pero la sintomatología, la distribución anatómica y la estructura dañada, el nervio trigémino, son exactamente las mismas.

Difícilmente podemos tener criterio sobre la salud o la enfermedad si no conocemos sus fundamentos más esenciales. Conocer la anatomía del nervio trigémino y sus diferentes ramificaciones nos puede permitir interpretar unos síntomas, localizarlos en el espacio y relacionarlos con otros hechos, hábitos, sensación de frío o calor, masticación o intervenciones previas. Por ello abogamos por una rigurosa revisión de los conceptos básicos anatómicos, ramas principales y vías terminales nerviosas, y de la fisiología nerviosa y los mecanismos de transmisión del dolor para poder dar a nuestros pacientes la mejor atención.

TRONCO: EL DOLOR DE ESPALDA

El dolor lumbar: de la espondilolistesis al síndrome facetario

La configuración de la anatomía humana cambió nuestra historia natural al permitir que nos alzáramos sobre las extremidades posteriores y, tal vez, facilitando así el desarrollo y una mayor habilidad de las extremidades anteriores, como trocear los alimentos con rudimentarios instrumentos de corte para no tener que masticar pedazos grandes. Sin embargo, la orgullosa postura erguida que hemos heredado de nuestros antepasados conlleva una limitación: mantener unos adecuados tono muscular y masa ósea que permitan un equilibrio en el esfuerzo que realiza el esqueleto.

El prototipo estaba pensado para una vida muy activa, para huir de los depredadores y recorrer el territorio en busca de vegetales comestibles. Una vida sin descanso y corta, apenas treinta años como mucho. Por eso es posible que este diseño, como tantos otros, necesite una revisión, pues aunque permitió que la humanidad se sobrepusiera a sus limitaciones y consiguiera logros indudables como domesticar el fuego, inventar la agricultura y la ganadería, y cazar a todos sus depredadores —incluso a los de su propia especie, según parece— para sobrevivir y alimentarse, con el transcurso de eras, civilizaciones y edades sucesivas de la historia comenzaron los problemas: ya no hacía falta correr tanto ni tanto tiempo.

Llegaron trabajos como el de oficina, que se realiza sentado casi de manera permanente, o el de transportista, que requiere la misma postura, o el de manipulador de cargas en los almacenes infinitos de las compañías de distribución; todos ellos trabajos estresantes a los que se dedican muchas horas consecutivas, que incitan a ingerir dietas hipocalóricas de fácil preparación y digestión, acompañadas de líquidos edulcorados que apaguen las alarmas que lanza el cerebro en busca del azúcar perdido por la hipoglucemia debida al estrés.

En poco tiempo ese fantástico diseño de la anatomía humana demostró sus limitaciones: ganamos peso, perdimos tono muscular y masa ósea. Aquellos huesos más ligeros y músculos menos tenaces colocaron las articulaciones en posturas incorrectas que, junto con el exceso de peso y los sobreesfuerzos extemporáneos, facilitaron la degeneración articular, que ya había comenzado por la falta de elementos esenciales para la regeneración del cartílago. Y surgió una epidemia terrible, una de las peores de la historia: la lumbalgia, ese dolor de riñones y de espalda que todos hemos sufrido en alguna ocasión.

Pese a todo, los hombres tenían un arma secreta, aunque no todos por igual: la inteligencia, y empezaron a utilizarla para analizar sus hábitos de vida, descubriendo así las razones por las que su espalda sufría. Modificaron los asientos haciéndolos ergonómicos, cambiaron los turnos de trabajo permitiendo pausas para cambiar de postura y desentumecer los músculos, surgieron las poleas, grúas y toros mecánicos. Se adquirió la conciencia del problema y se cambiaron las normativas y regulaciones laborales, pero, aun así, persiste, porque esta patología depende, y mucho, del uso que le damos a nuestra anatomía.

El espacio epidural anterior

Es una realidad palmaria que la anatomía de la columna es muy compleja, tanto en la cantidad de estructuras implicadas como en la distribución de los nervios en los órganos. Las estructuras duelen porque tienen muy bien distribuidos los nervios, lo que produce cantidad de matices e interconexiones que permiten percepciones y dolores complejos.

El juego de fuerzas detectable en la columna, plagada de arriba abajo de huesos y músculos de un mamífero cuadrúpedo, es muy distinto al de un bípedo que pasa la mayor parte del tiempo apoyando cadera, sacro y cóccix sobre una silla, y mirando a un ordenador al tiempo que interactúa con las manos. Gran parte de la complejidad del cuadro se debe a la estructura y relaciones de las raíces nerviosas, a la salida de la médula espinal y a las diferentes capas de protección de estas estructuras de la columna vertebral; esto es, el espacio epidural.

El *espacio epidural* es un espacio virtual que se forma desde la duramadre, nombre que recibe la más externa de las membranas meníngeas que cubren el sistema nervioso central, hasta el hueso que las protege. En el interior del espacio hay grasa de relleno y amortiguación de vasos sanguíneos y terminaciones nerviosas finas en una trama muy compleja.

Si este espacio epidural se resiente, el resultado es un dolor localizado pero no bien definido en el sistema nervioso, que se relaciona con el movimiento pero no desaparece en reposo y suele ser unilateral, aunque también puede ser bilateral. Este dolor se hace aún más complejo cuando existen intervenciones quirúrgicas y se modifican las estructuras y la distribución de nervios y vasos, porque cuando se repara una estructura viva el resultado está modificando el original en estructura y función. Las cicatrices después de estas operaciones afectan al espacio virtual antes descrito y a su entorno, y más a su parte anterior o más interna, bastante inaccesible. Solo con una inyección de anestésicos locales y corticoides en los agujeros laterales, entre vértebra y vértebra, tendremos la certeza de llegar a este espacio para depositar allí la medicación o para desprender adherencias de vasos o nervios que reducen su movilidad o elasticidad.

Acceder a dicho espacio desde la abertura entre las vértebras de la zona torácica y lumbar es aún más difícil. Esta vía requiere un conocimiento de las relaciones entre nervios y vasos de la zona, todos muy finos, para, a través de ella, llegar al espacio epidural anterior, lo que precisa además una gran experiencia añadida.

Finalmente, en ese espacio epidural anterior podemos depositar tejido fibroso con ayuda de los rayos X, o introduciendo directamente en la columna vertebral una cámara microscópica a través de catéteres activos, móviles, con radiofrecuencia, láser u otras energías. Las intervenciones pueden realizarse con el paciente sin sedar o un poco o totalmente sedado. Se le pueden poner enzimas que degradan el ácido hialurónico, corticoides con propiedades inmunosupresoras y antiinflamatorias, suero salino hipertónico, anestésico local o todo junto y, pese a ello, no lograr un alivio completo.

Estas intervenciones, que requieren de una tecnología específica, son esenciales en nuestra práctica diaria, pero no aseguran desgraciadamente el cien por cien de eficacia, bien por la anatomía particular, el grado de sensibilidad o la evolución del dolor del paciente; bien por causas técnicas, como la falta de experiencia, de pericia y de recursos; o, en ocasiones, por causas no aclaradas, como el puro azar o la mala fortuna. No es que estas intervenciones no ayuden, es que hasta pueden agravar el cuadro.

Diagnóstico certero, información exhaustiva y prudencia en el desempeño son las reglas que debemos seguir a rajatabla.

Veamos a continuación diferentes tipologías de dolores lumbares y sus posibles tratamientos.

Espondilolistesis

La columna vertebral es una estructura compleja constituida por piezas que se articulan unas con otras mediante unas superficies amplias, los platillos articulares, que gracias a los discos intervertebrales dan continuidad y una cierta movilidad a cada articulación.

Por otro lado, están las carillas articulares posteriores, superficies recubiertas de cartílago hialino, un material viscoso sin nervios ni arterias, que facilita el contacto con la superficie equivalente de otro hueso y da estabilidad al sistema, encajando cada vertebra con la anterior y la siguiente mediante cuatro articulaciones agrupadas de dos en dos.

La artrosis, los traumatismos agudos o crónicos o el desplazamiento de una vértebra sobre otra por lesión dan lugar primero a la ruptura de los ligamentos que unen ambas vértebras y posteriormente al desplazamiento. El resultado es un progresivo estrechamiento estructural del canal lumbar que acaba haciendo necesaria la fijación vertebral y, en muchos casos, una cirugía de descompresión para aliviar la presión en los nervios.

Daniel, de 50 años, con un trabajo administrativo y vida activa, practicante de deporte solo en fines de semana, en buena forma física y sin hábitos perjudiciales para su salud ni sobrepeso, llegó con un historial de dolor lumbar que se extendía a las piernas tras años de evolución de forma inconstante, a veces a la derecha, a veces a la izquierda, y en muchos momentos de desaparición espontánea. Acudió a consulta, una vez más, por dolor lumbar localizado y esta vez extendido a la pierna derecha. Se le puso una inyección de corticoide, anestésico local y suero fisiológico en el conducto vertebral que le produjo un alivio razonable pero incompleto durante tres semanas, de manera que optó por consultar con un servicio de neurocirugía.

El paciente ya había sido diagnosticado de espondilolistesis grado dos (desplazamiento o deslizamiento de una vértebra sobre otra en un 50 %) desde hacía quince años y se había mantenido asintomático gracias al autocontrol de esfuerzos y posturas durante gran parte de este periodo. Sin embargo, en los últimos tres meses presentaba molestias que se le habían vuelto insoportables, y no encontraba alivio ni con los cambios posturales ni con ejercicios de estiramiento ni con la medicación analgésica con antinflamatorios y con opioides.

Tampoco el recurso de las inyecciones de analgésicos en el sistema nervioso para evitar la transmisión del dolor, eficaz en otras ocasiones, le aportó alivio suficiente. Tras su consulta con el neurólogo, se le propuso una solución: una intervención quirúrgica para juntar dos vértebras de la zona lumbar. Y con este método, el dolor remitió.

Cuando la medicina es incapaz de revertir cuadros clínicos o anatómicos muy evolucionados, entra en escena la cirugía, que puede ayudar de una forma lo bastante eficaz e intensa a muchos de nuestros pacientes. Mejora significativamente los cuadros clínicos, pero no convierte al paciente en otra persona. Este debe seguir cuidándose, evitando esfuerzos y corrigiendo sus posturas, manteniendo una dieta saludable y una vida activa. Solo los hábitos saludables pueden mantener la enfermedad alejada de nosotros. Todos tenemos la obligación de cuidarnos y fomentar esos hábitos en el resto de la población.

Síndrome facetario

El diagnóstico etiológico o causal del dolor lumbar dependerá en primer lugar de la localización. Hay muchas estructuras en la región lumbar que pueden generar dolor en los huesos, en el tejido fibroso que recubre los huesos, en los discos vertebrales, en los músculos de los canales vertebrales, en los músculos cuadrados lumbares y en los transversos, oblicuos y psoas, en las raíces nerviosas y en las articulaciones vertebrales posteriores.

Las conexiones entre las vértebras en la columna constituyen una fuente de dolor lumbar habitual. La edad y los sobreesfuerzos pueden deteriorar las articulaciones que la estabilizan. Permanecer de pie genera una gran presión sobre cada nivel de la columna vertebral, sobre todo en los inferiores. Esto explica que una pequeña sobrecarga sostenida por posturas inadecuadas o movimientos mal realizados al flexionarse hacia delante o hacia atrás puedan dañar las conexiones entre las vértebras y generar un dolor lumbar localizado que llamamos *dolor facetario*. Este dolor se localiza a punta de dedo. Puede ser bilateral, pero muchas veces es solo unilateral. Se incrementa con la palpación y la flexión dorsal y mejora con la flexión ventral. El paciente tiene serias dificultades para levantarse o sentarse, pero puede moverse y caminar una vez incorporado. Puede descansar una vez tumbado, pero le cuesta cambiar de postura en la cama.

Cuando se mantiene en el tiempo acaba generando contracturas como respuesta a ese estímulo de otras partes del cuerpo, y produce un dolor nervioso que se difunde a otros miembros. Con las semanas y los meses el dolor puede afectar a gran parte de la espalda, impidiendo la vida normal.

Si realizamos una buena evaluación clínica y la confirmamos con una exploración, casi siempre podemos realizar un bloqueo facetario —inyección de un anestésico y un corticoide para desinflamar las articulaciones de la columna—, que servirá para afianzar el diagnóstico y quizá como único tratamiento.

Juan Manuel, de 44 años, deportista, activo, aunque con un trabajo de oficina de varias horas al día muy sedentario, comenzó con un dolor lumbar localizado después de un pequeño esfuerzo al mover unos muebles en su casa. Acudió a su médico, que aconsejó antiinflamatorios y reposo. Después, al no mejorar, le prescribieron antiinflamatorios y antirreumáticos con corticoides en inyecciones durante diez días, una cada día, y obtuvo una mínima mejoría que desapareció al concluir el tratamiento.

Pidió una segunda opinión y, para descartar una patología subyacente, se le hizo una prueba de imagen en la que se apreció artrosis degenerativa en las articulaciones vertebrales lumbares L4-L5-S1, con predominio derecho y protrusión discal leve a dichos niveles sin otros hallazgos. Se le aconsejó un bloqueo facetario que se realizó con éxito: notó una mejoría casi inmediata durante aproximadamente un mes. Al reaparecer la molestia se le aplicó un tratamiento de radiofrecuencia —ondas electromagnéticas de alta frecuencia sobre la piel— con un éxito semejante pero mucho más prolongado en el tiempo, que se complementó con las recomendaciones habituales de higiene postural, vida activa, natación, buenos hábitos al sentarse, levantarse y tumbarse y pérdida de peso.

Juan Manuel se mantiene casi asintomático desde hace un año. Sabe que no está curado, que no se ha convertido en otra persona y que dependerá de su estilo de vida que no reaparezcan los síntomas.

Nuestra labor consiste en dar el empujón necesario al paciente para que «el coche sin batería» arranque, pero recargar la batería, primero, y evitar que se descargue, después, dependerá fundamentalmente de él.

Dolor lumbar, casos severos y su tratamiento: epiduroscopia y neuromodulación

Si el dolor lumbar persiste, o tiene una causa severa, precisa medidas mucho más agresivas e intensas como en las situaciones que comentamos a continuación.

Alfredo, agente de policía de 48 años, sentía desde los 41 un dolor lumbar que se extendía a la pierna izquierda. El paciente relacionaba el dolor al movimiento, aunque también se presentaba en reposo con menor intensidad. Esta molestia fastidiaba bastante su vida normal, no podía estar sentado más de media hora ni conducir, al menos con un vehículo de cambio manual, sin sentir un dolor intenso. También tenía una sensación anormal de picor, dolor, quemazón y pérdida de fuerza en la pierna izquierda, que a veces le fallaba. El dolor se iniciaba en la región lumbar pero recorría glúteo, muslo y pierna por la parte posterior, llegando hasta la punta del dedo gordo.

La historia de dolor había sido progresiva en estos años, aunque se agravó después de un esfuerzo importante durante su trabajo: tuvo que levantar un peso que aprisionaba a un transeúnte accidentado.

Se le diagnosticó hernia discal lumbar con compresión de las raíces de los nervios de la zona baja de la columna vertebral (L5-S1 izquierda) y se le propuso un procedimiento quirúrgico para extirpar la parte dañada de una hernia discal y fusionar de manera permanente dos o más huesos en la columna vertebral a fin de evitar cualquier movimiento entre ellos.

La operación se realizó hace cinco años con mejoría inicial del cuadro lumbar y solo ligera en la extensión del dolor a la pierna, que se fue incrementando durante los siguientes ocho meses, lo que aconsejó una revisión quirúrgica en la que se halló un desarrollo excesivo de tejido conectivo fibroso en la zona previamente operada.

Después de otros seis meses, el dolor se incrementó progresivamente, desaconsejándose nueva cirugía, por lo que el especialista le reenvió para evaluación y tratamiento a la Unidad del Dolor, donde, tras probar una serie de soluciones moderadas, se le aconsejó una inyección de anestésico local y/o analgésico opiáceo o corticoide en la columna vertebral, cervical, dorsal o lumbar, para actuar directamente en la zona más próxima a la médula espinal, con resultados leves, e idéntica intervención en músculos lumbares cuadrado y psoas. Después se insistió introduciendo una microcámara en un catéter en el espacio epidural y empleando energía y calor de radiofrecuencia para interrumpir el normal funcionamiento de los nervios en la zona afectada. Sin embargo, la mejoría apenas duró dos meses, reapareciendo las molestias.

Mientras tanto, Alfredo entró en el proceso de evaluación de su incapacidad al acabarse el plazo máximo previsto por la legislación para las bajas laborales, que requiere una vuelta a la actividad o reconocimiento de una incapacidad permanente.

En la actualidad, el método aconsejado ante la mala respuesta de las terapias anteriores es la colocación de un TENS o sistema de estimulación implantado con electrodos pegados a la piel que aplica una corriente de baja frecuencia próxima al sistema nervioso periférico para aumentar o disminuir la excitabilidad de varias neuronas.

Este es uno de tantos ejemplos de pacientes tipo: varón de mediana edad, con una profesión de cierto riesgo físico que, por una suma de factores, desarrolla un fuerte dolor en la zona baja de la espalda que se extiende a glúteo, cadera y piernas, y que no mejora con las medidas convencionales y tampoco con la cirugía, viéndose abocado a un tratamiento paliativo con un riesgo añadido por ser intervencionista, amén de no lograr siempre un alivio completo.

Los pacientes que, tras una operación, no mejoran o incluso empeoran, los agrupamos en este cajón de sastre que es el *síndrome de espalda fallida*. Se caracteriza por una sintomatología más intensa, casi siempre de irritación nerviosa, y una expectativa escasa de mejoría. Es un cuadro difícil de tratar en pacientes que han recorrido un largo camino y muchas consultas y, desgraciadamente, es complicado de revertir. Merece la pena pararse a pensar antes de actuaciones irreversibles.

Cuando analizamos los datos, siempre cabe suponer si no podríamos cambiar la historia natural de estos cuadros mejorando los entornos laborales y los hábitos de vida. Y si una educación postural y un ejercicio moderado y continuo no haría más difícil la aparición de los primeros síntomas. Nos queda la duda de si un tratamiento conservador inicial, con medicación o rehabilitación, incluso con inyecciones de analgésicos, no hubiera evitado la operación y, por tanto, el riesgo de que esta fracasara, aunque quede claro que el riesgo cero es imposible.

Las complicaciones y los efectos adversos se asocian con la acción, pero muchas veces la inacción produce más trastorno todavía. Una selección cuidadosa de los casos y una adaptación el entorno laboral, con un cambio de puesto de trabajo o a una segunda actividad, mejoraría probablemente el pronóstico de Alfredo y de muchos otros pacientes.

Abordemos ahora alguna de las principales vías de tratamiento, que no son la panacea mientras no vayan acompañadas de responsabilidad por parte del paciente medio. Podrán aliviar y hasta curar, pero no hay magia sin buena predisposición por parte de los afectados.

Como respuesta a esa cirugía no exitosa existen procedimientos intermedios entre los bloqueos simples, menos agresivos, y la cirugía.

La epiduroscopia

Es una alternativa menos intervencionista con una eficacia en casi el 50 % de los casos y con efectos secundarios escasos y predecibles.

El dispositivo lleva una fibra óptica que se conecta a una cámara y permite la visualización del interior del espacio epidural. Si bien se puede realizar la introducción a varios niveles anatómicos, lo más frecuente es hacerlo a través del hiato sacro, un orificio en forma de *v* en el hueso sacro, desde

donde se hace progresar el instrumental hasta el nivel afectado, que permite no solo ver la zona, sino actuar sobre las estructuras epidurales.

Juana, de 28 años, tenía un cuadro de dolor lumbar de
irradiación continua que no remitía con técnicas conser-
vadoras o bloqueos epidurales simples. Se le propuso una
epiduroscopia, en la que las imágenes reflejaron inflamación y adherencias a nivel vertebral lumbar (L5 derecha).
Tras la realización de la prueba, mejoró significativamente
del dolor irradiado, si bien no desapareció del todo.
   Este tratamiento permitió evitar una nueva cirugía no
deseada por la paciente ni el neurocirujano, dada su propensión a generar crecimiento exagerado del tejido cica-
tricial interno (adherencias).

Se prescribe cuando procedimientos más simples han
resultado ineficaces o cuando hay certeza de adherencias
alrededor de estructuras nerviosas que son las que pueden
producir el dolor. En cuanto a las contraindicaciones, la
epiduroscopia no se aconseja si hay alteraciones en la coagulación sanguínea —por toma de anticoagulantes o anti-
agregantes por otras patologías o enfermedad del hígado o
de la sangre— e insuficiencia respiratoria severa. Las alteraciones en el lugar de punción —infecciones, tatuajes o
anomalías anatómicas— obligan a buscar el abordaje por
otra vía.

Se realiza con anestesia local y sedación, valorando la respuesta del paciente y la información que obtenemos con la imagen endoscópica y el soporte radiológico externo. Ocasionalmente puede producirse un daño en las meninges o las raíces nerviosas, por lo que se debe extremar el cuidado y los medios complementarios de control de imagen. El uso de lavado con suero salino, necesario para la técnica, se debe limitar al máximo durante el procedimiento, controlando la cantidad y la presión de administración.

Neuromodulación

La última bala, quizá, de nuestro arsenal tiene un nombre y una intención un tanto ambigua y ambiciosa al tiempo.

Cuando un mosquito se posa en nuestra pierna y comienza a actuar, sentimos una sensación pequeña, no suficiente para generar respuesta. Solo cuando supera un umbral, cuando la picadura se realiza, el estímulo sobrepasa las primeras centralitas nerviosas y se transmite la sensación dolorosa. Al pasarnos la mano repetidas veces por el lugar de la picadura realizamos una interacción sobre otros receptores y modulamos la trasmisión. He aquí la *neuromodulación*.

Esta técnica cambia la manera de transmitir y percibir el dolor y va más allá: genera un efecto a largo plazo en la actividad metabólica de las neuronas, activando segundos efectos que se mantendrían durante un tiempo prolongado de días o semanas, de manera que pueden ser aprendidos y memorizados por el organismo. Sería, por tanto, una forma de reconducir la percepción simple y a través de impulsos autorizar su avance, modificándola o cancelándola.

Basándonos en descubrimientos de la ciencia y de la experiencia, hemos desarrollado nuevas herramientas de neuromodulación, desde la acupuntura, la electroterapia o el TENS, a los más sofisticados sistemas de estimulación eléctrica medular de los cordones posteriores. Todos ellos emplean la misma estrategia de matización del impulso simple y, al realizarlos a diferentes niveles, podemos obtener una eficacia mayor con un estímulo más pequeño cuanto más profundo o central sea el punto de actuación.

Los estimuladores con electrodos implantables y las bombas de infusión son aparatos innovadores que administran pequeñas corrientes o mínimas dosis de potentes analgésicos en la proximidad de la médula espinal. El resultado es un cambio en la percepción del dolor, que se hace más controlable al unirlo a otros cuidados, hábitos y medicación, de los que se puede disminuir la dosis y frecuencia de uso. La neuromodulación también incluye el empleo de medicamentos no estrictamente analgésicos, que modifican el impulso del dolor o su interpretación.

Una última forma de modulación neuronal estaría basada en la interpretación misma del dolor. Las terapias conductuales, el *biofeedback* —una tecnología de sensores que permiten que el paciente conozca en tiempo real varios parámetros fisiológicos que describen el funcionamiento de su cuerpo— y las estrategias de afrontamiento —como el autocontrol, el distanciamiento o la reevaluación positiva— y de valoración psicológica del dolor se encaminan a modificar las emociones que se asocian a su percepción. La comprensión, el afecto o la música pueden ser también terapéuticas. Conocerlas y emplearlas de una forma honesta y sensata puede reconducir dolores de difícil control o reducir las dosis de analgésicos convencionales. Emplearlas de una forma coordinada y progresiva, de menor a mayor agresividad, es una estrategia excelente para el tratamiento del dolor.

El dolor de espalda afecta al 80 % de la población en nuestro mundo a lo largo de la vida y es la causa más frecuente de dolor crónico, del que están llenas las consultas, las Unidades del Dolor y las oficinas, comercios, parques, transportes... de todo el mundo civilizado. A todo ello hay que añadir el coste del absentismo laboral.

Creo que si hiciéramos un esfuerzo de comunicación, educación y prevención evitaríamos esta terrible pandemia y sus consecuencias: cronificación, cirugías y otras intervenciones, adicciones a fármacos e infelicidad y pérdida de productividad, por citar solo unas pocas. Habría que empezar por nuestros hijos y sus maestros, ya que la higiene postural empieza en la escuela.

Mañana, cuando veáis a vuestros hijos o a sus maestros, pensad en el destino que nos espera a unos y otros, y ved si entre todos podemos escribir un final feliz para esta historia.

Extremidades: el dolor articular

Se dice que las estadísticas son engañosas, una ciencia que afirma que si tú te comes dos bocadillos y yo ninguno, nos hemos comido uno cada uno. Esta broma es interesada e injusta, ya que, en lo que se refiere a la medicina, la estadística es útil para mostrar la incidencia de determinados problemas médicos y de salud, y su relación con otras circunstancias como la alimentación, los niveles en la sangre de algunas sustancias, las horas de descanso, la edad, etcétera.

El dolor articular, que justifica este comentario sobre medias y porcentajes, es uno de los más frecuentes, quizá el más frecuente, como enfermedad aislada o como parte de otras enfermedades, desde cuadros virales y gripales, a sobrecargas por esfuerzo y, por supuesto, la patología articular específica, artrosis y artritis, que afectan a una gran parte de la población, especialmente en edades avanzadas.

Artrosis

La artrosis es un cuadro de degeneración progresiva, de curso largo, del cartílago articular, de la pieza intermedia que soporta todo el peso y el rozamiento y protege el hueso del desgaste. Casi todas las personas mayores tienen cierto grado de artrosis, pero también aparece en edades menos avanzadas. Es como si se acabara el líquido del limpiaparabrisas y se fuera acumulando la suciedad.

Eloísa, de 92 años, lleva arrastrando dolor articular desde los 40, pero en los últimos veinte se ha visto limitada en su autonomía por pérdida de movilidad y dolor, causados por una artrosis generalizada que le afecta a rodillas, caderas, muñecas, hombros y columna vertebral. Precisa de un programa continuo de ejercicio terapéutico ajustado a su capacidad, el uso de analgésicos de varios tipos combinados de forma intermitente, pero muy recurrente, y la realización de bloqueos analgésicos.

Este deterioro progresivo se asocia al sobreesfuerzo, al sobrepeso, al envejecimiento y a algunos factores alimentarios y genéticos, aunque no se hayan detectado datos específicos.

Algunos deportistas de elite, personas accidentadas o los señalados por la naturaleza y la mala fortuna genética, tienen un deterioro articular precoz, es decir, personas que no llegan a los cincuenta años se encuentran en una tesitura de dolor constante y de gran limitación, que les aboca a la cirugía protésica en edades demasiado tempranas, con un horizonte de reintervención de entre doce y quince años muy poco halagüeño.

El dolor es conocido por todos: aparece a veces sin hacer nada, como si el miembro estuviera en mala postura, es profundo, como un pinchazo o una pinza fuerte, aumenta al iniciar el movimiento, aunque se alivia al mantenerlo, pero es mucho mayor cuando el esfuerzo continúa y, sobre todo, al concluirlo. Es un signo de envejecimiento, como si la maquinaria de nuestro cuerpo no pudiera someterse nada más que a esfuerzos cortos y poco intensos.

La exploración, con dolor a la palpación, a la movilización y a simple vista, por la deformación de las articulaciones, es sencilla y muy característica. Las pruebas de imagen suelen confirmar la alteración de la línea articular y el desgaste o desaparición de los cartílagos, a veces con deterioro y crecimiento anómalo del hueso.

Ni que decir tiene que incluso tras una cirugía puede persistir el dolor y que a veces las prótesis pueden llevarse mal por rechazo y dolor asociado, un gran calvario si se da esta circunstancia.

La artrosis, hoy por hoy, no tiene cura y todas las medidas terapéuticas van encaminadas a limitar y enlentecer su aparición evitando sobreesfuerzos y sobrecargas, facilitando la regeneración de los cartílagos y potenciando la musculatura adyacente. Si todo esto falla, se puede reemplazar la articulación con una prótesis, solución muy útil y con resultados finales bastante favorables, pero que precisa de una gran cirugía no exenta de riesgos, que en muchos casos hay que repetir al cabo de unos años para cambiar la prótesis, ya que también envejece y se deteriora. En suma: como siempre, una solución incompleta, pero solución al fin y al cabo.

Artritis

La artritis, enfermedad clasificada entre las autoinmunes, de causa desconocida, presenta cuadros de dolor mucho más intensos y desgraciadamente variados. Se produce por una respuesta anómala del sistema inmune, que actúa contra los tejidos articulares al identificarlos como dañinos e intenta destruirlos. El resultado es un cuadro inflamatorio muy severo, una sensación de gran traumatismo: dolor, enrojecimiento, calor e impotencia funcional, que afecta, según la artritis que sea, a unas u otras articulaciones. En este tipo de enfermedad, lamentablemente, aunque suene paradójico, el dolor no es la única ni la más severa de las afectaciones. Muchas veces la deformación articular y la incapacidad que la acompaña se convierten en un problema mayor.

La artritis se manifiesta como un brote de una enfermedad infecciosa aguda. Los complejos autoinmunes se liberan en la sangre para atacar a las articulaciones y acarrean fiebre y malestar muy severo.

La *artritis reumatoide* es una de las más extendidas. Como he comentado, no sabemos qué la causa exactamente, aunque se mencione la herencia genética o las infecciones por virus, priones (proteínas malformadas que intervienen en las enfermedades neurodegenerativas) u otros gérmenes como posibles. Aparece sobre todo en mujeres en la segunda o tercera décadas de la vida y afecta fundamentalmente a las estructuras articulares, cartílagos y líquido sinovial, que son atacados por un sistema inmune alterado.

El sistema inmune es el responsable de preservar nuestra integridad, reconocer lo propio y distinguirlo de lo ajeno, actuando sobre aquello que se identifica como distinto y potencialmente nocivo. Este mecanismo mantiene la uniformidad de células, tejidos y órganos, evitando su degeneración. Es una especie de policía celular: identifica al resto de las células y si hay alguna alterada o extraña, la neutraliza y destruye. Pero a veces la misma policía puede ser la estructura alterada, lo que produce un daño colateral de tejidos sanos. Esto es lo que conocemos como *sistema inmune alterado*.

Emilia, de 62 años, viene padeciendo una artritis reumatoide desde que se la diagnosticaron hace casi 18 años. Los tratamientos con analgésicos y corticoides resultaban insuficientes para tratar el dolor, la inflamación y los cuadros de fiebre y malestar general asociados. Gracias a la aparición de los nuevos tratamientos, basados en el control de la respuesta inmune, su calidad de vida ha mejorado de forma significativa reduciendo la intensidad y duración de los brotes de dolor, aunque sin revertir las deformaciones que la artritis le ha ido generando.

El cuadro doloroso, en su comienzo, es de menor intensidad, simétrico, afecta a pequeñas articulaciones de manos y pies y se asocia a la actividad.

El diagnóstico se basa en la sintomatología, en pruebas de imagen características y en estudios analíticos que presenten en sangre y en líquido sinovial una ausencia total o casi total de la proteína C, llamada *factor reumatoide*.

El tratamiento se basa en medidas de higiene postural y de movimientos, analgésicos antiinflamatorios, inhibidores de uno o más componentes del sistema inmunitario, antirreumáticos, corticoides, antipalúdicos y una nueva línea de medicamentos biológicos, proteínas artificiales que actúan como anticuerpos humanos en el sistema inmunitario, creados a medida para disminuir la sintomatología y afectación orgánica de la enfermedad.

Estas proteínas artificiales actúan como moduladores de los glóbulos blancos e inhibidores del factor de necrosis tumoral, por lo que se comportan como grandes activadores de la respuesta inmune, a la vez que impiden la liberación de las proteínas que facilitan la comunicación entre células del sistema inmunitario con actividad antiinflamatoria. Estos medicamentos han modificado la historia natural de esta enfermedad, reduciendo la intensidad y frecuencia de los brotes, la incapacidad y mejorando la calidad de vida de los pacientes, aunque pueden facilitar las infecciones, la leucemia o la psoriasis, efectos secundarios que hacen necesario un control continuo de los pacientes.

Espondilitis anquilosante

Esta enfermedad se caracteriza por la afectación vertebral, especialmente de las articulaciones de la cadera y la cintura: sacroilíacas, lumbosacras y lumbares inferiores. Se da más en varones y aparece para quedarse entre la tercera y cuarta décadas de la vida, dando lugar a una limitación progresiva de la movilidad, hasta que los pacientes se vencen sobre sí mismos. La espondilitis es, como la artritis, autoinmune, y con factores hereditarios relacionados con algunos genes como el HLA B27, aunque hoy por hoy no sepamos cómo se transmite y si se podría evitar esta transmisión de alguna manera.

Mi primer contacto con esta enfermedad fue en la facultad de Medicina. Uno de los profesores encargados de nuestra formación, un tanto arisco, tenía una forma peculiar de moverse: en bloque, con la cabeza hacia delante, algo encorvado. Parecía un gesto estereotipado, casi teatral, como para recalcar su autoridad. Cada vez que encaraba a alguien lo hacía con la cara, el cuello y el cuerpo formando un único bloque, inclinando el cuerpo hacia delante en actitud imperativa, aunque visto de lado más bien parecía un signo de interrogación. Este gesto imponía un tanto cada vez que se dirigía a uno, aunque poco a poco descubrimos que lo que podía parecer una pose de autoridad era, en realidad, una discapacidad.

Fue también la primera vez en que fui consciente de que los médicos podían enfermar, aunque pensé que el profesor había elegido una enfermedad compleja, infrecuente, de nombre raro, como si con ella pretendiera demostrar su categoría. La ignorancia es muy atrevida.

Más tarde, ya en la formación como especialista, una buena amiga, por su complexión física y su larga melena rizada, parecía estar siempre fijándose en las cosas, como acercándose para verlas con sus grandes ojos que, ocasionalmente, se veían enrojecidos. «Será de dormir poco», pensábamos.

Lo que sucedía era que tenía una afectación ocular, uveítis, que cursaba en brotes; a eso se añadían los episodios febriles que, de vez en cuando, la dejaban postrada, todo relacionado con la liberación en la sangre de los restos de esa batalla entre el sistema inmune y el tejido articular: sustancias como el *factor de necrosis tumoral*, elemento activado por bacterias o por células de la cápsula articular (sinoviocitos) en las artritis como la que nos ocupa.

Cuando la conocimos más, la encontrábamos muchas veces postrada, empapada en sudor, delirando por una fiebre altísima, como los exploradores en las selvas amazónicas, Aguirre el Loco, el Dr. Livingstone o qué se yo. No entendía cómo una enfermedad de los huesos podía provocar tanta fiebre y una incapacidad sistémica más allá de la *anquilosis*, la inmovilidad anormal que lleva su nombre. Luego la vida me ha enseñado tristemente cuántas enfermedades cursan con postración, fiebre, afectación sistémica y muchas veces pueden llevarte a la muerte.

Más tarde, cuando ya llevaba unos años ejerciendo, la espondilitis anquilosante produjo la baja definitiva de un compañero cirujano, excelente persona y gran profesional, que vio su carrera truncada cuando la enfermedad afloró de forma sintomática y pasó de tener dolor lumbar ocasional y nocturno, que a veces lo despertaba, a uno más intenso en reposo, que mejoraba con el ejercicio y la actividad. Con él hablé más como compañero que como experto en dolor, con la enorme frustración y tristeza de saber que es una enfermedad incurable y que, a pesar de la fisioterapia y de los nuevos tratamientos biológicos, como el infliximab, el etanercept o el adalimumab, la expectativa es de muchos años hasta encontrar una solución.

Además, la espondilitis genera enormes dificultades para los pacientes cuando necesitan anestesia general, pues su intubación es siempre compleja y puede ser imposible, incluso si ha de practicarse una traqueotomía en casos extremos.

Como siempre digo, es muy distinto conocer las enfermedades en los libros que en la vida, sobre todo, si las conoces en el mismo lado de la mesa donde vives o trabajas.

La gota

Otra enfermedad sistémica que afecta a las articulaciones es la gota. Es una enfermedad más conocida por la población general porque la han sufrido personajes célebres de la historia universal. Ciertamente, muchos reyes y nobles en el pasado padecieron esta enfermedad producida por alteraciones metabólicas y también por excesos dietéticos.

En efecto, la gota se produce por la acumulación en diversas estructuras, empezando por la sangre, de un exceso de cristales de urato monosódico, derivados del ácido úrico —un metabolito de la degradación de las proteínas—, que produce una hiperuricemia (valores de ácido úrico en sangre por encima de 7,1 se consideran patológicos) y un incremento de la uricosuria (ácido úrico en orina). La persistencia de valores elevados hace que estos cristales comiencen a concentrarse en los cartílagos articulares y den lugar a un cuadro de dolor e inflamación muy intenso que puede afectar a todas las articulaciones, pero suele tener preferencia por la articulación del dedo gordo del pie. Este cuadro fue bautizado como *podagra*, del griego *podos*, pie, y *agreos*, agarrar, y ha sido la maldición de algunas extirpes reales.

La podagra cursa con una gran inflamación, calor y dolor con cualquier movimiento, por pequeño que sea y con el más mínimo contacto. Si bien suele traducirse en niveles altos de ácido úrico, en algunos casos se presenta de forma precoz con una mínima modificación de los valores normales que sirven de alerta ante cualquier desviación de la dieta.

Durante siglos el tratamiento consistió en sangrías, baños, reposo, elevación de la extremidad y todo tipo de rezos y ensalmos. Carlos I de España o Enrique VIII de Inglaterra son buenos ejemplos: al primero le hacía perder la cabeza; el segundo prefirió que la perdieran sus mujeres por él. Sea como sea, ambos compartían su afición a las carnes, especialmente de caza, ricas en purinas, aunque vísceras, mariscos y pescados azules también son fuente de ácido úrico.

El tratamiento con colchicina, que controla los brotes, y alopurinol, que regula los niveles en sangre, han cambiado la historia al permitir un control adecuado de los síntomas, pero más relevante aún ha sido el descubrimiento de una predisposición genética y de su relación con la dieta, que permite, con un simple cambio de hábitos, que desaparezcan los cuadros agudos. No me cansaré nunca de insistir, tanto aquí como en mi práctica profesional, que lo más importante para recuperar y preservar la salud son los hábitos de vida, y que los tratamientos médicos o quirúrgicos son medidas complementarias de rescate cuando falla lo anterior. En las prescripciones, en primer lugar deben ir estas recomendaciones, y después los medicamentos, que son imprescindibles pero insuficientes en tratamientos a largo plazo.

Cabe decir que hoy en día ha dejado de ser una enfermedad de ricos por la globalización de la alimentación, sus fuentes y sus productos, que ha democratizado el acceso a comidas proteínicas y con él las consecuencias de su uso o abuso. En muchos casos, solo pequeñas transgresiones ya generan síntomas.

La artritis gotosa supone una afectación general y genera un cuadro de invalidez muy severa que en ocasiones precisa de un tratamiento intenso con antiinflamatorios, corticoides o la nueva línea de tratamientos con febuxostat o pegloticasa, que auguran una expectativa de alivio más rápida y eficaz para los cuadros agudos. Por último, los bloqueos articulares o segmentarios pueden ser una última herramienta si falla lo anterior, aunque no son la mejor solución a largo plazo.

Osteoporosis

La osteoporosis es una enfermedad progresiva caracterizada por la pérdida de calcio del hueso, es como si ese hueso sometido al paso del tiempo perdiera su consistencia como un azucarillo en agua. El hueso constituye un conglomerado vivo de proteínas e hidroxiapatita —un mineral y material biológico compuesto por fosfato de calcio cristalino—, modelado por la actividad física, la presencia de minerales y vitamina D. En el hueso existen varias cohortes de células especializadas en su mantenimiento y remodelación: los osteoblastos y osteoclastos. En este delicado y complejo equilibrio entre anatomía y función, el calcio actúa como soporte físico y como mediador químico de infinidad de funciones de movimiento, fuerza y metabolismo, interactuando también sobre los niveles de vitamina D y varias hormonas como la calcitonina y la parathormona; también influye indirectamente sobre dolor, inflamación e inmunidad.

La osteoporosis aumenta en incidencia con la edad, siendo más frecuente en mujeres que en hombres, por la relación directa con la reducción de hormonas sexuales de la menopausia. Sus causas son variadas, aunque el déficit hormonal sea la primera causa en las mujeres postmenopáusicas, que deriva por tanto en un tratamiento principal con análogos hormonales del tipo bacedoxifeno. Pese a lo anterior, existen muchos otros factores involucrados: el sedentarismo, el alcohol, el tabaco, el déficit de vitamina D o de calcio, o el tratamiento crónico con esteroides.

Los tratamientos empleados van desde el reemplazo hormonal o el uso de los análogos ya citados, a los bifosfonatos como el zoledronato y el alendronato (solo o asociado a vitamina D), que facilitan la absorción del calcio, o nuevos agentes como el denosumab, inyectable y de uso semestral.

La dosificación en periodos más largos como semanal, mensual o semestral ha aportado un gran beneficio y comodidad a los pacientes en el seguimiento del tratamiento, aunque también ha traído nuevos inconvenientes y precauciones. Todos los medicamentos tienen efectos secundarios y esta no es la excepción, su uso acarrea fracturas atípicas, como la necrosis avascular, o muerte del tejido óseo, de mandíbula, relacionadas con los bifosfonatos y agravadas por una odontología basada en colocación de prótesis implantadas, cada vez más intervencionista. La incidencia mayor de infecciones subcutáneas o cistitis relacionadas con los moduladores del sistema inmune, o los trastornos cardiovasculares asociados a análogos hormonales como el ranelato de estroncio, nos indican que los tratamientos para la osteoporosis no son perfectos y necesitan la natural precaución y el seguimiento profesional de una enfermedad crónica. En la actualidad sabemos que esta enfermedad tiene muchos factores de riesgo evitables, por lo que la prevención se ha convertido en su mejor tratamiento.

Antonio, de 55 años, acudió a consulta con un cuadro de dolor torácico y lumbar. El paciente había sido diagnosticado hacía años de osteoporosis en probable relación con su patología respiratoria severa, su tabaquismo empedernido, el uso crónico de corticoides y su sedentarismo, todos ellos factores agravantes. No tomaba nada al estar en pleno proceso de revisión e implantes dentales. Su odontólogo le había aconsejado dejar temporalmente el tratamiento para evitar la temida osteonecrosis mandibular.

El resultado fue un incremento de su cuadro doloroso vertebral, que precisó de un tratamiento con etorecoxib, un antiinflamatorio no esteroideo, y oxicodona, un opiáceo, y agilizar el tratamiento dental para recuperar el uso de los bifosfonatos que habían mantenido el cuadro a raya.

Realizar ejercicio, mantener una dieta variada y evitar los malos hábitos comentados fue otro de los tratamientos prescritos. Un mes después de la primera visita pudo dejar el etorecoxib, y cuatro meses después se redujo el uso de oxicodona hasta dejarlo a demanda, con 10 miligramos cada 12 o 24 horas.

La densidad de la masa ósea se incrementa hasta la madurez en la tercera década de la vida. Ese será el límite alto de nuestra masa ósea, a partir del cual iremos descontando de forma progresiva si no consolidamos hábitos saludables. El ejercicio físico, la exposición solar razonable y la alimentación correcta durante el desarrollo elevan ese techo, mejorando la evolución en el futuro, y siendo los mismos hábitos los que mantienen la masa ósea durante el resto de nuestras vidas. Dos consejos complementarios para esta y otras situaciones: evitar el tabaco y el alcohol.

De nuevo, la solución a un problema complejo son los hábitos de vida saludables, el ejercicio al aire libre y la alimentación variada. ¡Qué difícil es lo sencillo!

DOLOR MUSCULAR, MIOFASCIAL Y FIBROMIALGIA

Los cuadros musculares de dolor pueden ser de varios tipos: a veces es la afectación específica de un músculo en concreto, como el *síndrome piramidal*; otras veces es generalizada y depende de una alteración estructural por descoordinación entre las fibras musculares, como el *síndrome miofascial*; y en otras no encontramos lesión o daño en el músculo ni anatómica ni analíticamente, pero el paciente refiere dolor localizado, como en la *fibromialgia*.

El síndrome piramidal

El síndrome piramidal es un cuadro clínico complejo que aparece en pacientes generalmente activos durante la cuarta o quinta décadas de vida. Es más frecuente en mujeres y el responsable de una parte apreciable —si no la causa principal— de los síntomas en cuadros de lumbalgia y ciática complejos.

El piramidal es un pequeño músculo triangular situado entre el hueso sacro, desde el segundo al cuarto agujeros sacros, hasta el trocánter mayor. En su trayecto se cruza perpendicularmente con el nervio ciático. En muchos casos el ciático atraviesa la masa muscular y produce una relación anatómica muy estrecha. El músculo piramidal actúa como rotador de la cadera, dando estabilidad a la articulación por su parte posterior.

Esta vecindad explica el cuadro de *ciatalgia*, o dolor en el trayecto del nervio ciático, que acompaña a las contracturas de este músculo y que puede derivar en un dolor irradiado descendente por la cara interna de la pantorrilla y hasta el pie, que no es congruente con las imágenes de la columna lumbar y que muchas veces solo será posible detectar con una exploración funcional o con una ecografía muscular.

El síndrome piramidal cursa con dolor en el glúteo, muslo, pierna y pie. Pero a veces también en ingle, suelo pélvico y cadera. Aparece en la marcha pero también al estar sentado o tumbado mucho rato, lo que impide una posición natural y, por supuesto, cruzar las piernas al estar sentado o avanzar una pierna sobre la otra al estar tumbado.

Álvaro, de 42 años, trabajador en una entidad bancaria y con una vida activa —salía a correr y a jugar al pádel regularmente—, acudió a consulta porque tenía un dolor lumbociático desde hacía seis meses que no mejoraba con calor, rehabilitación o estiramientos, y que había sido etiquetado como síndrome piramidal.

En la primera consulta se confirmó el diagnóstico y se acordó la realización de un bloqueo analgésico del músculo con esteroides y anestésico local, lo que le alivió durante casi un mes. Como reapareció la sintomatología se realizó el bloqueo empleando toxina botulínica, que, sin afectar a la función neuronal del músculo, reduce la fuerza muscular. Con solo 80 unidades se obtuvo un resultado analgésico excelente que duró cuatro meses.

El tratamiento fisioterapéutico debe ser la primera indicación, con estiramientos y ejercicios que mejoren la contractura y con medidas de ergonomía en la vida cotidiana y en el ámbito laboral. Cuando esto fracasa, la realización de bloqueos analgésicos o con toxina botulínica mejora significativamente el cuadro durante periodos prolongados, lo que lo convierte en una excelente alternativa terapéutica con escaso nivel de intervencionismo.

El síndrome miofascial

El síndrome de dolor miofascial se caracteriza por la presencia de puntos gatillo (*trigger points*) en bandas musculares, con dolor en el punto o a lo largo de todo el músculo. Los puntos gatillo son áreas especialmente sensibles a la palpación, localizadas en zonas profundas de músculos esqueléticos, de manera que su tratamiento conlleva la resolución del dolor referido. Se localizan de forma constante en el cuello y la base del cráneo, en los músculos de la masticación, los hombros, la zona lumbar y las extremidades; a veces se localizan en una misma zona los puntos de dolor miofascial y de fibromialgia.

En este síndrome, los músculos pueden mostrarse más cansados, rígidos, como débiles, y causar dolor en el movimiento hasta reducir en gran medida la movilidad. También duelen con los estiramientos y así obligan al paciente a evitarlos y a mantener contracciones musculares que producen más restricción aún de movimiento. Se cierra de esta manera el círculo al perpetuarse la existencia de los puntos gatillo.

Las causas de este síndrome son desconocidas. Se presume la existencia de un traumatismo previo en los tejidos de intensidad variable, con estrés físico muscular e irritación nerviosa secundaria. La confirmación diagnóstica se realiza mediante la infiltración de un punto gatillo con anestésico local, con la que se consigue el alivio del dolor. Los esteroides y la toxina botulínica son los anestésicos más eficaces.

El tratamiento incluye ejercicios musculares, fisioterapia localizada —incluida la punción seca— sobre los puntos gatillo y reducción de los factores que contribuyen a su formación, como el estrés, los sobreesfuerzos o las posturas forzadas. Fármacos, fisioterapia, control del espasmo muscular y cambios en el estilo de vida juegan, pues, un papel fundamental en el proceso de alivio.

Fibromialgia, un dolor difícil de entender

La fibromialgia es un cuadro de dolor generalizado, errático, que se asocia con una fatiga crónica en muchos casos, o con alodinia —dolor debido a estímulos que no son dolorosos, como una caricia— e hiperalgesia —dolor excesivo debido a estímulos que causan dolor leve— y alteraciones de los ritmos circadianos, del sueño y de las vísceras abdominales.

La ausencia de alteraciones estructurales objetivables la ha convertido en una patología incomprendida y en muchos casos negada por los profesionales, que al no encontrar sustrato orgánico la tildan de psicológica.

Isabel, 52 años, padecía un cuadro generalizado de dolor muscular en brazos, piernas y hombros. En la exploración se localizó de forma más marcada en las masas musculares de hombros, glúteos, muslos y antebrazos. Al preguntarle por los síntomas, Isabel notaba como una falta de energía que, además, se consumía a lo largo del día; alteraciones del sueño, del apetito y del ritmo intestinal. También hormigueos en ambas manos y a veces erráticos en brazos y piernas.

Una analítica reveló alteraciones en la secreción de hormonas tiroideas, pero ni la resonancia magnética nuclear ni la electromiografía mostraron alteraciones. La paciente había acudido previamente a su médico de atención primaria, al traumatólogo, al endocrino, al digestólogo, al reumatólogo... Y el diagnóstico final había sido de fibromialgia.

Cada vez más, pensamos que la fibromialgia es un cuadro de afectación central: el sistema de percepción, modulación o transmisión central del dolor está alterado y probablemente precise de un tratamiento relacionado con una modulación central. Las nuevas técnicas de resonancia magnética permiten afirmar que los pacientes tienen activos de forma permanente los circuitos neuronales que transmiten el dolor; es decir, su cerebro mantiene en alerta las mismas estructuras que en personas que sufren dolor derivado de lesiones objetivables.

Pero mientras confirmamos estos indicios en la investigación de la enfermedad, los pacientes con fibromialgia precisan atención. Atención *humana*, que alguien escuche sus padecimientos, y atención médica, que el que los escuche sepa interpretarlos y enmarcarlos en el contexto de la ciencia y les ayude a explicárselos. Por último, necesitan ayuda especializada para paliar en lo posible su sufrimiento.

Un paciente informado siempre va a evolucionar mejor; ayudar a los pacientes a entender su patología es una de nuestras primeras obligaciones. Debemos afinar el diagnóstico y descartar otras patologías parecidas o relacionadas. Como decía una muy querida amiga y paciente de fibromialgia, «la fibromialgia no te protege de otras enfermedades, que se pueden padecer de forma concomitante».

El tratamiento sigue en controversia: lo primero, comprensión; lo segundo, ejercicio físico aeróbico moderado y medidas fisioterapéuticas como el calor local y los masajes; y lo tercero, neuromoduladores como la amitriptilina o la pregabalina en dosis bajas, y a veces algún analgésico como el tramadol. También la acupuntura podría utilizarse como técnica analgésica complementaria en unos puntos concretos —el 34 VB, el 36 E y el 4 IG—, que parecen mejorar el control del dolor.

4

DOLOR VISCERAL

El dolor visceral es una variedad de dolor muy diferente en su presentación y de diagnóstico más complejo que el que afecta a músculos o articulaciones. Las vísceras están en el interior del cuerpo, no las podemos explorar directamente y sus manifestaciones externas muchas veces son referidas de forma difusa o poco clara. Respecto al dolor visceral solemos decir que tiene una localización muchas veces errática y una proyección externa no siempre sencilla de interpretar. Además, los sensores que regulan su funcionamiento son automáticos en gran medida, así la digestión, el funcionamiento del corazón o la producción de orina suceden sin la participación de nuestra voluntad.

El dolor visceral puede mostrarse de muchas maneras, como veremos a continuación, y por ello los procesos dolorosos que puedan estar relacionados con trastornos de riesgo para la vida, o incluso reversibles, deben evaluarse de múltiples formas.

Habitualmente, el dolor visceral crónico se ha tipificado como *orgánico*, originado por una lesión patológica que genera aumento de tamaño, isquemia (reducción del flujo sanguíneo) o comprime estructuras vecinas, y que puede determinarse a través de evaluaciones diagnósticas clásicas; o como *funcional*, cuyo origen es escasamente claro: puede deberse a alteraciones, aún sin identificar, de hipersensibilidad visceral a nivel periférico o central.

Es una de las razones más frecuentes de padecimiento entre los pacientes. Aunque el dolor como experiencia desagradable engloba todas las categorías, el visceral crónico se manifiesta de forma diferente al dolor de huesos o al de las neuralgias. Suele mostrarse difuminado y es difícil localizarlo exactamente, debido a la ausencia de canales sensitivos concretos para este tipo de dolor y al mínimo porcentaje de cadenas de neuronas que trasmiten impulsos a la zona visceral comparado con las que recogen información de huesos y músculos. Es como si los órganos internos tuvieran menos cobertura por falta de antenas de comunicación. Y es que no todas las vísceras producen malestar: por ejemplo, las sólidas como los pulmones o el hígado no suelen manifestar dolor en su interior, pero sí aquellas denominadas huecas, como corazón, riñones y órganos del sistema urinario, por la dilatación o inflamación de la cápsula que contiene el órgano en sí.

El dolor se presenta por reflejo en las regiones colindantes y por el movimiento, y es estudiado en consulta por diversos especialistas desde un abordaje multidisciplinar, para evitar considerar solo los síntomas y no la enfermedad en sí misma. También puede producir sensaciones dolorosas o picor en zonas corporales distantes, tensión en otras vísceras u otras partes del cuerpo, lo que complica el diagnóstico, como si los sensores de la gasolina se encendieran cuando baja el nivel de aceite del motor.

Pese a su recurrencia en las consultas, no existen muchos análisis sobre el tratamiento del dolor visceral. Por esta razón, la terapéutica con medicamentos para tratarlo continúa siendo un desafío. Los elementos de análisis con frecuencia impiden señalar la causa o las razones fisiopatológicas causantes del dolor. Existe una diferencia en los mecanismos de inervación y control en las vísceras y en el resto del cuerpo, aunque empleamos como regla general para el tratamiento las pautas que usamos en el resto del organismo.

En resumen, pese a la elevada incidencia del dolor visceral, con frecuencia se ignoran las luces rojas que avisan de su aparición y eso dificulta su abordaje.

El corazón

Cuando vemos en las estadísticas de incidencia de muerte por infarto de miocardio y parada cardiaca súbita en España que a cada minuto que pasa desde la atención precoz o la parada aumenta un 10 % la mortalidad, debemos pensar en todos nosotros y en que el mejor tratamiento para las situaciones críticas es intentar evitarlas. ¿Cómo? Pues controlando nuestros hábitos de vida, con una dieta sana que evite las grasas animales y sea rica en ácidos grasos insaturados como los omega 3, 6 y 9, con ejercicio físico moderado y continuo, con una gestión adecuada del estrés y, por supuesto, dejando de fumar y reduciendo el consumo de alcohol. Os invito a pensar si cumplís o no estas normas, y también si invitáis a los demás a cumplirlas.

Veamos ahora, en extenso, porque es muy ilustrativo, el caso de José, un paciente de 59 años de la Unidad del Dolor en la que trabajo, al que llevábamos varios años tratando por una afección lumbar con analgesia, según necesidad, por vía oral e inyecciones epidurales ocasionales cuando su patología se descontrolaba.

Acudió una tarde como cualquier otra, cada tres o seis meses, para el control de su patología. Comentó que había empeorado como consecuencia de una reestructuración de personal en su departamento que le abocaba a asumir una sobrecarga de trabajo. Si normalmente viajaba una o dos veces al mes, últimamente tenía que hacerlo casi una vez por semana: un ritmo de locos.

José añadía a sus virtudes de gran gestor una gran empatía, y a sus defectos, un desajuste en sus hábitos alimentarios, causa de su sobrepeso, al que contribuía en gran medida también su vida sedentaria. Esto, unido al tabaquismo, le había abocado a la hipertensión arterial.

En un tono cordial hablamos de su trabajo, de su patología, de la crisis económica… Vamos, de todo un poco. Percibía que su dolor había aumentado, más aún, que parecía reflejarse en otras partes del cuerpo, como el cuello, y que incluso le dolía la dentadura de forma persistente, dolor que no se le quitaba y que atribuía al estrés y a estar apretando los dientes todo el tiempo.

Después de una exploración superficial en la que no aparecía una zona clara de afectación o sensibilidad relacionada con su patología, le remití a Urgencias con la sospecha de patología visceral coronaria y, tras hacerle un electrocardiograma, uno de los indicadores señaló riesgo de infarto agudo de miocardio, que se confirmaría con una analítica primero, y un cateterismo cardiaco después. El cuadro mejoró con fármacos vasodilatadores coronarios, trombolíticos y la implantación de un *stent* coronario (una especie de muelle dilatador), además de una medicación que evita la formación de los agregados de plaquetas responsables de los trombos.

El azar quiso que José acudiera a nuestra consulta con un cuadro confuso pero sugerente de problemas coronarios. Si esta molestia se hubiera presentado en un paciente más joven, no obeso, no fumador, quizá hubiera sido más complejo el diagnóstico diferencial. Si el cuadro hubiera aparecido de forma más abrupta, tal vez hubiera precisado maniobras de reanimación, y si se hubiera presentado, como en muchos casos, durante la primera fase del sueño, es seguro que no hubiéramos podido hacer nada.

El dolor en el pectoral izquierdo, irradiado al brazo del mismo lado, a veces al cuello, opresivo, que suele acompañar a la angina de pecho y que se relaciona habitualmente con el esfuerzo o el estrés, ocasionalmente puede manifestarse solo como dolor mandibular. Sin embargo, José ya tenía muchas luces rojas encendidas y la suerte le favoreció.

En todo caso, por José y por el resto, hay cosas que sí podemos hacer. Los factores de riesgo de todas las enfermedades y de esta en particular nos ayudan a prevenir problemas más severos o irreversibles. Las enfermedades, como otros problemas de la vida, no traen un letrero de confirmación escrito, sino que son detalles, muchas veces sin aparente relación, y que precisan un conocimiento, pero también la atención a molestias inespecíficas o inconexas; este es el problema del dolor visceral cardiaco.

Los riñones

Decimos que nos duelen los riñones y nos señalamos la espalda, pero este dolor suele proceder más bien de una lumbalgia de origen vertebral o muscular que de los riñones propiamente dichos, que están situados más arriba. Los riñones en sí también pueden doler, desde luego, y aunque su afectación sea menos frecuente, no por ello el dolor es menos importante o intenso. Recordemos que los cólicos de las vías urinarias son el paradigma de este tipo de dolor.

El dolor renal, conocido como *nefralgia* —y todo el dolor en el sistema genitourinario—, se engloba en la categoría de dolor visceral o de órganos internos. Posee una composición nerviosa (inervación) menos específica que la de huesos y músculos, pero, si aparece, es que algo de cierta importancia sucede en la función renal. La conexión con el sistema nervioso autónomo, el llamado simpático o parasimpático, que rige los automatismos del cuerpo, asocia también el dolor renal con una alteración en el diámetro de los vasos sanguíneos.

El dolor renal se relaciona con infecciones, traumatismos o hemorragias, glomerulonefritis (inflamación de los pequeños filtros de los riñones, llamados glomérulos) y tumores renales como causas más habituales, aunque también está presente en algunas «enfermedades raras», como el síndrome de Alport, la granulomatosis de Wegener o la amiloidosis.

Lo cierto es que el sistema excretor suele ser un gran olvidado a la hora de expresar las excelencias de la condición humana, más caracterizadas por el sistema nervioso o los órganos de los sentidos y menos por los elementos oscuros que regulan la homeostasis, o capacidad que tienen los organismos de mantenerse estables mediante el intercambio de energía y materia con el exterior de forma silente, que solo pasan a un primer plano de atención cuando hay problemas.

El dolor de riñones suele relacionarse con alguna patología y el tratamiento de esta es lo que trae el alivio. Los analgésicos son meros acompañantes del agente que ha de actuar sobre la causa o etiología. De hecho, los medicamentos antiinflamatorios no esteroideos o AINES, primer escalón analgésico usado habitualmente, afectan a la función renal, pueden dañarla en personas predispuestas o con función limitada y pueden incrementar la tensión arterial en pacientes hipertensos. Cualquier patología de la función renal, y no gastrointestinal como se presupone, es una de las contraindicaciones más claras en el uso de AINES.

Pero hay otros analgésicos que sí pueden utilizarse, como los llamados espasmolíticos, que relajan la tensión de las pequeñas tuberías del aparato urinario, aumentando su capacidad y disminuyendo así la lucha entre el elemento irritante y la pared muscular de la tubería.

Los espasmolíticos se usan de forma habitual en los cólicos por cálculos renales y muchas veces en otros cuadros que cursan con una respuesta irritativa elevada en uréteres, vejiga o uretra. La vejiga acumula la orina y aumenta el riesgo de cistitis aguda, una infección urinaria relativamente frecuente, especialmente en momentos del año más dados al baño integral, al frío y a algunos otros excesos que pueden desencadenar infecciones agudas. Cursa con dolor y escozor y se alivia rápidamente con antibióticos específicos.

La uretra, tanto en el hombre por la próstata, como en la mujer por ser corta, puede padecer inflamaciones e irritaciones dolorosas relacionadas con traumatismos o infecciones muy frecuentes y, en ocasiones, tremendamente agudas, que dificultan la micción y también las relaciones sexuales.

El sistema urinario puede desarrollar de forma aguda o crónica dolor y necesita una atención permanente y personalizada.

Cistitis crónicas

Capítulo aparte merecen las cistitis crónicas, verdadero caballo de batalla de la patología perineal que, dada su complejidad, suelen ser diagnósticos por exclusión, cuando ya se han eliminado todas las otras patologías posibles, y responden mal a tratamientos con medicamentos analgésicos del tipo que sea. Para aliviarla hay que recurrir a punciones analgésicas en nervios como los pudendos y los raquídeos sacros, o en ganglios simpáticos como el impar (que inerva el suelo pélvico, los genitales, el recto y el ano), y si es necesario se puede usar la neuroestimulación con pequeños marcapasos analgésicos, los neuroestimuladores.

La función intestinal

A veces el dolor puede aparecer en el intestino como factor inicial o ser consecuencia de un tratamiento analgésico.

El estreñimiento afecta a un gran porcentaje de la población, fundamentalmente femenino. Ello se debe a dietas inadecuadas, con un aporte escaso de fibra, agua y residuos, a un estilo de vida sedentario y, probablemente, a factores hereditarios, así como a la sensibilidad para responder a situaciones nuevas o de estrés.

Parece como si el tubo digestivo, una parte del exterior que circula por nuestro interior, lleno de habitantes ajenos a nuestra identidad celular, fundamentalmente bacterias (microbiota), tuviera vida e ideas propias, imponiendo su criterio al conjunto del individuo y, por supuesto, a la dirección del sistema nervioso central.

El estreñimiento se acompaña de una actividad reducida del intestino grueso, que se asocia con cuadros como el del colon espástico o irritable, tratado con mil y una estrategias y ninguna cien por cien eficaz. Las hay basadas en el incremento del volumen de las heces y en medicamentos osmóticos que retienen la humedad para evitar que se deshidraten en exceso; tenemos las que facilitan la propulsión de las heces acelerando su evacuación; también elementos detergentes que lubrican el interior del tubo digestivo, administrados por vía oral o rectal… Muchas soluciones y todas con eficacia desigual.

Los opioides actúan sobre unos receptores, llamados *mu* según la letra griega, como si fueran llaves en cerraduras, para regular la intensidad del dolor en todo el cuerpo, pero frenan la movilidad del intestino, produciendo estreñimiento. Solución: no usar opioides o tratar de evitar su efecto sobre el intestino con medicamentos menos afines a esos receptores, o usar medicamentos de absorción por vía distinta a la intestinal o aquellos que seleccionan los receptores intestinales.

Desgraciadamente esto no es posible desde un punto de vista razonable; además, los opioides no son los únicos medicamentos que generan estreñimiento.

La solución para el estreñimiento primario o secundario pasa, como siempre, por incidir en los hábitos de vida, el control del suelo pélvico, una alimentación adecuada rica en fibra, la ingesta suficiente de agua, etcétera.

5
Las neuropatías

Una neuropatía supone una alteración continua de la percepción sensitiva: sensaciones anormales de cosquilleo, calor o frío que experimentan en la piel ciertos enfermos del sistema nervioso o circulatorio. También conlleva una sensación anormal desagradable, independientemente de que sea espontánea o provocada. El dolor urgente experimentado en algunas polineuropatías, bien espontáneo o al contacto con la ropa, es un buen ejemplo de *disestesia* o trastorno del dolor.

La alteración metabólica afecta al conjunto del organismo, pero muchas fibras nerviosas, especialmente aquellas fibras finas periféricas relacionadas con la sensibilidad y el dolor, se ven afectadas.

Muchos otros cuadros, además de los que veremos a continuación, pueden presentar dolor neuropático, como las ciatalgias, los traumatismos o enfermedades como el párkinson y el dolor regional complejo. Su seguimiento y tratamiento requieren conocimiento, tenacidad y paciencia por parte de los enfermos y de los profesionales.

Neuralgia de trigémino

Ibn Sina, más conocido como Avicena, fue un filósofo, pensador y médico persa del siglo x (*c.* 980-1037). Hasta donde sabemos, en parte por su obra y en parte por los testimonios de otros autores, poseía una vasta experiencia como médico, lo que le valió el sobrenombre de «príncipe de los médicos», no solo por las obras que nos dejó escritas sobre múltiples campos del saber, sino también por su personalidad arrolladora, tan relevante que fue objeto de recreación artística en la exitosa novela —incluso llevaba al cine— *El médico*, de Noah Gordon. De su pluma surge una de las primeras referencias con un cierto rigor científico de la *neuralgia de trigémino*, a la que llamó en su obra *El Canon de medicina* «parálisis y desviación dolorosa de la boca».

La neuralgia de trigémino es un cuadro típico de dolor neuropático, caracterizado por irritación, calambre, escozor, picor, quemazón y torsión propios de una molestia que no siempre se entiende como dolor por la población general.

Fuencisla, 35 años, o más bien Fuen, como le gusta que la llamen, acudió a consulta por una sensación, un pequeño escozor o disestesia, que había comenzado en el lado izquierdo de la mandíbula, a la altura del segundo molar y que aumentaba al masticar, al hablar o incluso al tragar saliva. El escozor pasó a ser un calambre eléctrico intensísimo que le atravesaba la cabeza hasta su centro como un puñal de fuego.

Comenzamos un tratamiento con neuromoduladores, unos medicamentos que actúan interfiriendo el mecanismo de transmisión y de integración del dolor en el sistema nervioso, y no con antiinflamatorios o analgésicos, más habituales en los tratamientos contra el dolor.

La neuralgia de trigémino es un cuadro clínico de dolor severo, más frecuente en mujeres mayores de 40 años, que se detecta, habitualmente, con una exploración neurológica y una evaluación radiológica normales. El dolor se desencadena al hablar y tragar o moviendo la lengua, y suele cursar con periodos asintomáticos entre crisis, que pueden afectar al descanso nocturno en la neuralgia típica. En muchos casos el origen está en la compresión del ganglio de Gasser por la arteria que circula a ese nivel y entonces precisa de resolución quirúrgica para aliviar el dolor.

Pueden existir o no antecedentes de patología en la boca. Hay cuadros de dolor severo en el nervio trigémino que surgen tras procedimientos odontológicos y reciben un tratamiento analgésico y antiinflamatorio convencional, pero si persisten y se acude a la consulta de neurología, allí añaden nuevos analgésicos que tampoco suelen obtener alivio suficiente. En la Unidad del Dolor se inician tratamientos más agresivos que no consiguen más que alivios parciales. A ello se sucede un ciclo de anestésicos locales en dosis crecientes con resultado esperanzador pero incompleto. Como penúltimo recurso queda el bloqueo selectivo del ganglio de Gasser y si este resulta favorable, uno posterior con radiofrecuencia cuyo resultado positivo permite reducir significativamente la dosis analgésica.

Neuralgia postherpética

El dolor neuropático se produce habitualmente por daño de estructuras nerviosas, ya sean nervios periféricos o estructuras centrales, ganglios nerviosos, médula o cerebro. Un cuadro muy característico es el producido por el virus del herpes: la *neuralgia herpética* o *postherpética*.

Los virus herpes (término griego que significa *serpiente*) tipo 3, responsables de la varicela —una afección sistémica que suele ser benigna en la infancia y más grave en la edad adulta, y que la mayoría hemos pasado de niños— y el zóster, son parásitos puros muy lábiles, poco estables. No pueden sobrevivir fuera de nosotros y toleran muy mal casi cualquier sistema de desinfección. Somos su único hábitat conocido, por eso se han adaptado a sobrevivir acantonados en nuestros ganglios sensitivos cuando nuestro sistema inmune los persigue, y son extremadamente contagiosos. Viven integrados en las células, acoplando su ADN al de la víctima, que se reproducen juntos. Esto explica la ineficacia de los tratamientos y la razón por la que solo podemos adoptar medidas preventivas o sintomáticas ante su presencia. Como la de otros virus, su supervivencia depende, pues, de nosotros, de nuestra prudencia, de medidas de protección o control del contagio y del uso correcto de los tratamientos.

En determinadas circunstancias los virus pueden reactivarse y dan lugar a una infección localizada, el herpes zóster, que se asocia con dolor muchas veces persistente: la *neuralgia postherpética*. El zóster es una enfermedad relativamente frecuente que sufren sobre todo individuos mayores de 50 años, que afecta a un grupo de nervios y la fibra que lo cubre y origina una erupción cutánea y neuralgia. No se conoce un factor desencadenante claro: un 50% de los afectados presentan síntomas subjetivos.

El primer síntoma local es el dolor o un trastorno de sensibilidad que conlleva una respuesta exagerada en el área afectada del nervio, seguido, tres o cuatro días después, de la aparición de vesículas o ampollas localizadas, con una distribución unilateral, a lo largo del nervio. Las lesiones vesiculares suelen durar unos siete días y evolucionan a costras que dejan una erosión superficial o incluso cicatrices.

Francisco de 66 años, exmilitar, hombre forjado en la disciplina y el sacrificio, tras una neumonía le apareció un herpes torácico que trató siguiendo las pautas habituales con antivirales, analgésicos y medidas locales.

Tras seis semanas el cuadro dermatológico desapareció, pero las molestias seguían presentes, lo que hizo necesario implementar analgésicos locales, con cremas anestésicas y parches de lidocaína, aumentar la analgesia oral y realizar hasta tres bloqueos, primero epidurales y después con anestésicos y con radiofrecuencia sobre las terminaciones nerviosas afectadas. Es un reto tratar una enfermedad que no se ve y que aparece de una forma tan persistente y desasosegante.

Víctor, de 66 años, antiguo maestro de escuela, acudió tras una infección por virus herpes y con síntomas de neuralgia, le tratamos con medicación oral y tópica, bloqueos nerviosos simples y con radiofrecuencia. Empleamos capsaicina en parche al 8 %. Repetimos los bloqueos con un catéter epidural de larga duración con anestésico y esteroide y de nuevo la radiofrecuencia de raíces afectadas con una discreta mejoría. Le propusimos un sistema implantado con electrodos epidurales conectados a un generador a modo de marcapasos y decidió no colocárselo de momento. Su dolor neuropático tiene episodios de mucha intensidad aunque actualmente se mantiene controlado con eslicarbamacepina y tramadol a dosis moderadas de forma crónica, todo tiene su límite y nosotros también, desgraciadamente.

Se da con mayor frecuencia en la región torácica (en un 50 % de los casos), pero también en el área de los ojos, sobre los nervios craneales. En este caso, las lesiones pueden ir acompañadas de acumulaciones de líquido en la conjuntiva que recubre el globo ocular, dando lugar a ojos irritados, párpados hinchados, sensación de quemazón y picor en los ojos y úlceras corneales persistentes por la anestesia que suele asociarse a la patología. Las complicaciones del herpes zóster craneal incluyen sobreinfección bacteriana, cicatrización, afectación oftalmológica, parálisis facial y pérdida auditiva e inflamación de las meninges y el encéfalo.

En personas mayores el herpes zóster tiene una complicación adicional: un dolor intenso, de muy difícil control, que puede ser continuo o de características violentas, y puede durar desde semanas a meses. A veces puede generar parálisis motora si afecta a fibras musculares motoras.

Los diagnósticos de la varicela y el herpes zóster se basan en la historia y el examen clínicos de las lesiones, y en estudios serológicos que muestran una elevación de anticuerpos específicos. En el caso del herpes zóster, el tratamiento debe evitar la sobreinfección de las lesiones.

La inmunidad celular juega un papel central en el desarrollo del zóster: los niveles de anticuerpos contra el virus permanecen estables con la edad. La incidencia y severidad de este herpes y de la neuralgia postherpética están relacionadas con una disminución de la respuesta inmunitaria celular frente al virus propia de la edad. En mayores de 50 años, comprometidos inmunológicamente, o en pacientes con problemas oculares, está indicada la administración de tratamiento oral con antivirales durante una semana. El tratamiento del dolor debe ser igualmente precoz e intenso, lo que hace que un cuadro de neuralgia sea menos grave en caso de presentarse.

Conocemos algunas estrategias de prevención: la dieta rica en frutas y verduras disminuye la incidencia, y el uso de una vacuna disminuye el número y severidad de cuadros de esta patología. Se ha demostrado que la administración de una vacuna de virus atenuado de varicela zóster, que contenga una concentración de unidades formadoras de colonias superior a la de la vacuna de la varicela, puede reducir en un 51 % la incidencia del zóster y un 67 % la de la neuralgia postherpética.

NEUROPATÍA DIABÉTICA

Otras enfermedades, como la diabetes, pueden acompañarse de dolor neuropático. Se calcula que la diabetes afecta a un 13 % de los mayores de 18 años, aunque aumenta a casi el 40 % de los mayores de 75. Un 20 % de los diabéticos desarrolla neuropatías, cifra que aumenta al 35 % en diabetes de más de 10 años de evolución.

En pacientes mayores, con diabetes desde hace veinte años, la enfermedad va progresando con el paso de los años por varios factores relacionados con la ganancia de peso progresiva que producen los cambios en los hábitos de vida con la edad.

Manuel, de 55 años, decía notar un ligero acorchamiento en ambos pies, como de llevar permanentemente los calcetines puestos, sensación de calor continuo, calambres y escozor por la noche, que le hacían despertar y buscar consuelo en el contacto con el suelo frío de la habitación. Se notaba ligeramente inestable y tenía pequeñas heridas de golpes inadvertidos en ambos tobillos. Su nivel de glucosa en sangre (glucemia) se mantenía en niveles inferiores a lo recomendado debido a un cambio en sus hábitos de vida que había roto el equilibrio entre actividad y dieta, y con él, la glucemia en niveles normales. La inactividad y el estrés estaban perjudicando su salud. Había visitado ya al endocrino y al neurólogo convencionales antes de acudir a una Unidad del Dolor.

La analítica, la exploración y los cuestionarios específicos del dolor neuropático confirmaron un diagnóstico de neuropatía diabética que pudo mejorar su tratamiento. Nuestra intervención alivió el cuadro sintomático, pero solo su propio esfuerzo continuado en aquellos hábitos perjudiciales de su vida le permitió mantenerse libre de dolor.

La diabetes es una enfermedad compleja que, como el dolor, necesita una atención adecuada y un seguimiento estrecho y multidisciplinar. Médicos de familia, endocrinos, neurólogos, fisioterapeutas y especialistas en dolor debemos trabajar codo con codo con pacientes diabéticos y sus familiares para evitar que aparezcan neuropatías asociadas a la enfermedad.

Síndrome de miembro fantasma

Quizá una de las neuropatías más típicas sea la que se produce tras una amputación. Ha intrigado a los científicos y fascinado a los escritores: el *síndrome de miembro fantasma.*

Se denomina así al cuadro de sensaciones —dolor, picor, percepción táctil anormal y desagradable, calor— que sienten algunas personas en un miembro amputado que ya no es parte del cuerpo. Es un cuadro complejo que refieren casi dos tercios de las personas amputadas. El dolor es intenso, y la sensación se hace tan insoportable que muchos de los pacientes piensan en el suicidio ante esta terrible experiencia.

Este síndrome se produce por la persistencia de áreas cerebrales dedicadas al miembro amputado que, al no recibir respuesta de este, generan una descarga espontánea que contamina otras percepciones y se cronifica. Es decir, la patología del miembro fantasma no radica en los nervios periféricos del miembro afectado, sino en su proyección cerebral.

Aunque el concepto de *fantasmas sensoriales* ha sido atribuido al cirujano francés del siglo XVI Ambroise Paré, fue un médico estadounidense del siglo XIX, Silas Weir Mitchell, quien realizó la primera descripción científica rigurosa a partir de su relación con los soldados heridos en la guerra civil, en el hospital Turners Lane de Filadelfia, bautizado como «Hospital del Muñón» por el gran número de pacientes amputados.

Las descripciones de Mitchell señalan que los pacientes habían desarrollado fantasmas sensoriales tras la amputación:

«solo un 5 % de los hombres que sufrieron una amputación nunca tuvieron la sensación de que esa parte de su cuerpo estaba todavía presente, mal colocada, encogida, magullada. Del resto, hubo unos pocos que, al cabo de cierto tiempo, llegaron a olvidar el miembro perdido, mientras que el resto mantenía una sensación de su existencia que era más vívida, definida e intrusiva que la del miembro adjunto realmente vivo». Existe una más que elocuente descripción de este dolor previa a los estudios de Mitchell en la inmortal obra *Moby Dick*, de Herman Melville.

Actualmente se enseña a los amputados a reacondicionar su cerebro usando un juego de espejos o la realidad virtual. Los pacientes ponen a un lado su miembro normal y en el espejo ven el reflejo del miembro existente como si fuera el miembro perdido, como si hubiera vuelto, entonces se les pide que ordenen un movimiento al miembro desaparecido y que ejecuten el mismo en el sano.

Muchos pacientes, tras amputaciones más o menos traumáticas y múltiples operaciones reconstructivas, acuden a las unidades del dolor, donde se les suministran fármacos neuromoduladores acordes a su problema hasta alcanzar un alivio suficiente o completo.

Pese a la terapia de condicionamiento sensorial con espejos y fuertes analgésicos, los cuadros de dolor y otras sensaciones no desaparecen por completo, pero se hacen tolerables y mejoran la calidad de vida y la autoestima de los pacientes.

6
MEDICAMENTOS ANALGÉSICOS

Iniciamos este capítulo apelando a la magia de un autor universal, Miguel de Cervantes, para explicar el concepto de medicamento. En *El Quijote*, Cervantes inventa un preparado medicinal que todo lo remedia, a medio camino entre la farmacología, la fitoterapia, la santería y, por qué no decirlo, la brujería medieval. El bálsamo de Fierabrás cervantino contiene aceite, vino, sal y romero, hervidos y bendecidos con oraciones varias, no inferiores a ochenta, para conseguir su efectividad. Al final resultaba ser un purgante que a unos recuperaba de forma milagrosa y a otros dejaba maltrechos.

Y es que, en el fondo de nuestro inconsciente, médicos y pacientes, especialmente los últimos, añoramos la existencia de una pócima mágica, una solución milagrosa, un reconstituyente sobrenatural que nos arregle cuando ya lo hemos probado todo, como una varita mágica, una capa de invisibilidad o un superpoder, casi siempre causado por una radiación excesiva e inesperada.

Pero, por mucho que lo deseemos, incluso los científicos, no hay bálsamo de Fierabrás, ni purga de Benito que valgan, aunque la medicina moderna se empeñe en sumergirse en las procelosas aguas de la pseudociencia en su busca y encuentre propiedades antioxidantes, antienvejecimiento, adelgazantes, revitalizantes y analgésicas en toda clase de brebajes, mejunjes y potingues, más propios de la fantasía que de la realidad.

De todas estas fábulas solo se puede extraer una moraleja: la mejor cura de una enfermedad es evitar que se desarrolle, pero para eso es necesario conocerla, tanto en su origen como en su evolución, riesgos y prevenciones, y desconfiar de remedios mágicos.

Pero si de la magia conviene huir, no menos de los llamados placebos, sustancias que se presentan con aspecto terapéutico, a las que se les adjudican propiedades beneficiosas que no tienen. El placebo tiene la presentación, color, formato y modo de administración de un tratamiento real y debe ser completamente inerte, sin ningún efecto, ni bueno ni malo, ni favorable ni desfavorable, y si triunfa es porque a ojos del paciente es un principio activo, algo con valor curativo, terapéutico. ¡Persuasión galénica!

La actitud más correcta es desconfiar por sistema de ciertas prácticas no reguladas ni autorizadas, porque en la lucha contra el dolor habrá más de un interesado que os prometerá doblegar vuestro mal con toda clase de ardides y sugestiones, como atribuir propiedades no demostradas a sustancias o técnicas sin explicar suficientemente que su efecto no está demostrado por la ciencia y que se basa solo en un condicionante del comportamiento o autosugestión.

Por eso las relaciones entre médicos del dolor y pacientes deben estar basadas en la honestidad, la franqueza, la transparencia, la igualdad de objetivos y la confianza, no contaminadas por intereses económicos. Pero también los laboratorios farmacéuticos han de adoptar el compromiso de que los medicamentos que testen tengan un efecto superior al que producen los falsos medicamentos o placebos. Es decir, el uso de placebos está contemplado en nuestra forma de trabajar como una herramienta más de investigación, pero no puede ser la base de nuestros tratamientos.

Cuando hablamos de medicamentos pensamos en sustancias químicas obtenidas bien en laboratorios, bien de la madre naturaleza, mediante la mezcla de extractos vegetales, minerales o secreciones de animales grandes o pequeños, que se utilizan para influir en el funcionamiento del cuerpo y conllevan riesgos, como intoxicación por sobredosificación u otros usos inadecuados. Cuando hablamos de *drogas* nos referimos a un grupo particular de sustancias químicas usado para influir en el funcionamiento del sistema nervioso y de la mente, y cuyo consumo reiterado puede crear dependencia.

Existen muchas sustancias que a lo largo de la historia de la humanidad nos han acompañado con la intención de eliminar de nuestros cuerpos o nuestros espíritus aquellos elementos indeseables o insalubres.

Hay drogas más o menos depuradas, obtenidas de la naturaleza, que han permitido el progreso de la medicina, y probablemente del ser humano, al facilitar el acceso a ciertos estados de «conciencia aumentada». El curare, el peyote, la adormidera, la hoja de coca, el beleño, la marihuana, el tabaco, el alcohol, el iodo, el penicillium, el gas de la risa, la corteza del sauce, el jengibre o la guindilla se han empleado para diversos fines culturales, sanitarios o espirituales, y han dado lugar, muchos de ellos, a líneas de tratamientos imprescindibles para la medicina moderna.

La hoja de coca, esencial en las culturas andinas, es la madre de todos los anestésicos locales y, por ende, de los bloqueantes de los canales de sodio que incrementan el dolor, imprescindibles en anestesia, en odontología y en todos los tratamientos locales de dermatología, traumatología, ginecología, urología, oftalmología o cirugía. Pero el uso de la cocaína sigue siendo un azote por sus propiedades adictivas y por el interés comercial de grupos de delincuentes, de traficantes y cuantos les apoyan.

La toxina botulínica, veneno donde los haya, permite hoy en día mejorar trastornos del movimiento muscular (distonías) a todos los niveles, e incluso problemas neuropáticos, aunque aún esté por demostrar el porqué de su eficiencia. Además, claro está, rejuvenece, con mayor o menor fortuna, los rostros de muchos personajes públicos (y no tan públicos).

El cannabis, que sigue llenando las crónicas de sucesos, las películas de acción y las cárceles como marihuana o hachís, ha demostrado una capacidad de disminuir el dolor más que notable. Hasta ahora no existía la herramienta para controlarlo y evitar su acción sobre el psiquismo humano, y por eso se reservaba para ciertos colectivos por su eficacia contra náuseas y vómitos. Pero la descripción, por parte de investigadores de la Universidad Pompeu Fabra de Barcelona, de los mecanismos de interposición y desconexión de los receptores cerebrales que produce el cannabis abre un camino para su inclusión como una nueva herramienta terapéutica para el dolor.

Conviene aquí recordar, tras mencionar el posible uso terapéutico de sustancias consideradas como drogas, que todos los fármacos deben ser prescritos por profesionales sanitarios antes de explicar brevemente los medicamentos analgésicos de mayor uso.

Existen dos grandes grupos: los *antiinflamatorios no esteroideos* (AINES) y los *analgésicos mayores*, derivados del opio, como la morfina. Unos y otros tienen ventajas e inconvenientes y una manera correcta de emplearlos. Los AINES de menor potencia y sin efectos sedantes ni astringentes son los más utilizados, pues son seguros, fáciles de emplear y eficaces en dosis bajas. Pueden producir irritación gástrica y afectación renal en dosis altas o si se usan de forma prolongada. Por tanto, no son adecuados para tratamientos largos. Los opioides son eficaces en dosis bajas, pero se pueden usar en dosis altas en casos de dolor muy intenso. Producen sedación, estreñimiento y otros síntomas como náuseas e incluso depresión respiratoria en dosis altas.

En cualquier caso, en el tratamiento del dolor, la primera línea terapéutica suele incluir medicamentos de uso habitual, los AINES, en muchos países de libre disposición en farmacias y supermercados, y en otros con receta médica.

¿Cómo se usan estos medicamentos? Lo ideal sería pensar que se emplean criterios médicos, basados en una exploración y evaluación profesional. En la práctica no siempre es así. Muchas veces los pacientes se automedican al disponer de ellos en su domicilio, por haberlos empleado ellos mismos u otros miembros de la familia o amigos, o simplemente porque los compran en las farmacias, donde algunos antiinflamatorios están disponibles al público en composiciones bajas que no requieren receta médica. Esta es una de las razones de su uso sin control y, lamentablemente, a más dosis más riesgo y más efectos secundarios.

Escalera de la OMS

Una herramienta muy útil para orientarnos en el uso de los analgésicos es la llamada Escalera de la OMS. En 1986, la OMS creó este instrumento para el control del dolor en el cáncer, especialmente en países subdesarrollados, además de recomendar el diagnóstico precoz, el tratamiento específico y la atención integral de síntomas y consecuencias de esta enfermedad y sus tratamientos.

El primer escalón lo ocupaba la clásica aspirina para el dolor leve, el segundo tenía a la codeína, un opioide menor, como elemento central, y el tercero a la morfina, un opioide mayor. En cada uno de los escalones se podían encontrar otros fármacos, denominados *coadyuvantes*, que completarían el tratamiento. El manejo del dolor y la sucesión de los distintos escalones ha de ser progresivo y en función de su intensidad.

Poco a poco, nuevos antiinflamatorios han acompañado o reemplazado a la aspirina, como es el caso del ibuprofeno y sus evoluciones posteriores, el desketoprofeno o el naproxeno (tomado con protector gástrico). Sigue siendo un escalón reservado a dolores leves por el tipo de sustancias que recomienda.

El segundo escalón ha sido ocupado por el tramadol, un opioide que ha desplazado casi por completo a la codeína por su mayor eficacia, su efecto analgésico y vasoconstrictor. A su eficacia y acción analgésica, se unen las múltiples presentaciones de efecto inmediato y prolongado que permiten un uso dosificado cada 6, 12 o 24 horas. La combinación con paracetamol es una herramienta muy útil en el tratamiento del dolor leve ocasional o como apoyo en dolores crónicos.

A algunos pacientes con deformación en los discos intervertebrales (hernias o protusiones discales), tras analizar sus casos y detectar ciertas anomalías posturales en sus hábitos de vida y trabajo, les hemos recomendado una acción combinada de tramadol antiinflamatorio y protector gástrico para aliviar las molestias estomacales que producen los opioides, con dosis adecuadas a las molestias, y finalmente han encontrado consuelo y recuperación.

El tercer escalón lo conforman los opioides mayores, con nuevos fármacos y presentaciones: fentanilo, metadona y por supuesto morfina, además de antidepresivos y antiepilépticos.

Con el tiempo se ha añadido un cuarto escalón dedicado a los procedimientos invasivos, donde están, por ejemplo, las inyecciones intratecales (en la cabeza, para administrar fármacos directamente al sistema nervioso central) o la neuromodulación (aplicación de corrientes de baja frecuencia cerca del sistema nervioso periférico), y el concepto de «ascensor del dolor» cuando es preciso comenzar directamente con medidas más potentes.

Este modelo en escalera no puede aplicarse en todas las circunstancias ni a todos los dolores, como sucede tanto en el dolor agudo que surge como consecuencia directa de una lesión, como en las patologías dolorosas crónicas, normalmente oncológicas, que aparece de pronto y con una duración corta, o en los agravamientos intensos de dolores crónicos. Todos ellos requieren que nos saltemos los pasos descritos para aliviar situaciones críticas. Recordemos que todo tratamiento debe personalizarse para cada paciente y situación.

Antiinflamatorios no esteroideos (AINES)

Un estudio de Farmaindustria de 2021, que abundaba sobre otro de 2008 de la IMS Health, famosa consultoría de la industria médica y farmacéutica, sobre los medicamentos más consumidos en España, apunta que el fármaco más vendido es un analgésico, el metamizol, con 14 millones de dosis al año, gracias a su escasa repercusión gastrointestinal y eficacia analgésica.

El siguiente es Adiro, nombre comercial de la aspirina, casi a la par que el paracetamol, descubierto a partir de una investigación sobre antitérmicos que combatieran la fiebre con menos efectos secundarios que la quinina. Les siguen la aspirina, empleada en dosis bajas como antiagregante en la coagulación; el antiinflamatorio más en boca de todos: el ibuprofeno, y una sucesión de variantes de los anteriores.

En suma, la cuarta parte de los medicamentos más vendidos en España son analgésicos, lo que invita a la reflexión sobre la manera de usarlos y prescribirlos, pero también acerca de las necesidades reales de tratamiento de los pacientes. Hemos de recapacitar, pues, sobre la forma en que los adquirimos y empleamos. Pero, atención: el uso indiscriminado de analgésicos no es inocuo; muchas veces los usuarios se lanzan a tomarlos antes de tener un diagnóstico cierto sobre su problema.

Opioides

El otro grupo de analgésicos está encabezado por la morfina, piedra angular del tratamiento del dolor, un derivado del opio que, según Thomas Sydenham, médico inglés del siglo

XVII, apodado el Hipócrates inglés, era el invento más grande del ser humano. No iba desencaminado, pues la morfina ha permitido describir terminaciones nerviosas en piel, órganos y articulaciones, vías de suministro al organismo, fármacos para el tratamiento del ritmo cardiaco y el desarrollo de multitud de medicamentos analgésicos y anestésicos. Aislada como sustancia independiente del jugo de las amapolas reales, *Papaver somniferum*, por el farmacéutico alemán Frierich Sertürner en 1806, ya era conocida y empleada en el lejano Oriente, en Mesopotamia y en Egipto, para aliviar el dolor y posteriormente como sustancia alucinógena en todo el mundo.

El control de su comercio dio lugar a las llamadas guerras del opio del siglo XIX entre la China imperial y las potencias occidentales en pleno proceso de expansión colonial en el sudeste asiático. Su uso recreativo sobre el terapéutico no fue un asunto relegado a las clases refinadas de Occidente como elemento de distinción cultural, sino que afectó a amplios sectores de la población en Oriente y hasta dio lugar a algunos singulares documentos científicos que describían el cuadro de adicción a la morfina como «morfinismo».

El jugo de amapola representa solo un 15 % de la composición de la morfina; el resto es una mezcla de otros compuestos orgánicos relacionados con ella, de tipo nitrogenado, que producen ciertas plantas. Su uso clínico comenzó en el siglo XIX, aunque no fue hasta el XX y, como suele suceder, relacionado con los grandes conflictos bélicos, cuando alcanzó su verdadera eficacia.

Hoy en día sigue siendo el estándar con el que se compara la potencia de otros analgésicos y es la medicación de primera elección o de rescate en multitud de cuadros dolorosos por su eficacia, tolerabilidad, facilidad de uso, profusión de presentaciones, vías de administración y, cómo no, por su escaso coste. Tanto es así, que los niveles de su consumo se emplean como criterio de calidad en la atención a los pacientes, y de evolución y progreso en los sistemas de salud: a mayor consumo, mayor desarrollo. Pese a ello, muchos colectivos de profesionales de la salud y, probablemente por su influencia, una gran parte de la población rechazan su uso.

La explicación es diversa. Una primera razón puede ser el miedo a la depresión respiratoria derivada de su utilización, más si cabe con preparados de efecto más espaciado en el tiempo, ya que es difícil elaborarla en dosis mínimas. Una segunda causa es el miedo a la adicción. En el inconsciente colectivo flotan imágenes de drogadictos: ante un uso continuado, la morfina genera costumbre y produce malestar cuando se deja de tomar, un síndrome de abstinencia relacionado con la generación de nuevos receptores *mu* al saturarse con opioides los disponibles. No es muy diferente al efecto generado por otros medicamentos, como los antidepresivos o antiepilépticos, y es más habitual en personas favorables a la adicción. Tiene otros efectos secundarios, como mareos, náuseas o estreñimiento, también presentes en otras sustancias y hábitos de vida.

En definitiva, no es un medicamento inocuo, pero es un excelente aliado contra el dolor, sobre todo en el medio sanitario y hospitalario. Por eso resulta difícil entender su rechazo, incluso institucional, en algunos contextos de atención, especialmente de dolor agudo, siempre y cuando exista un control riguroso en su uso y administración, el mismo que para cualquier otro medicamento. Su utilización, en general, debe ser razonable en cuanto a la elección de la sustancia y las dosis, debe basarse en el conocimiento y el rigor científico, y debe ser controlado por profesionales, evitando la automedicación.

No hay medicamentos milagrosos y el efecto placebo que se puede conseguir basado en las expectativas y la convicción del paciente no puede ser la base para la prescripción de ningún tratamiento. Existen buenos analgésicos y otros mejores están en estudio, pero la elección correcta y la personalización de su uso debe ser nuestro patrón de comportamiento.

7
EL DOLOR Y EL CÁNCER

Si hay una enfermedad cuyo diagnóstico es especialmente estigmatizante por lo dramático de la reacción de los pacientes, por la severidad de sus síntomas y por el alto riesgo de pérdida de la salud, e incluso de la vida, esta es el cáncer.

Como bien es sabido, no es una enfermedad única, sino un grupo de enfermedades que tienen en común una presentación semejante: el crecimiento anómalo, desordenado, descontrolado, de estirpes celulares clónicas, parientes de las normales, que se comportan como un ejército zombi de células cuya forma y funciones han variado, que invade nuestro cuerpo e inunda todos nuestros sistemas, entorpeciendo su función y haciendo que colapsen finalmente sin un objetivo claro.

Estas células se salen de la norma por alteraciones en su genoma: instrucciones sobre qué es esa célula y para qué sirve, como el prospecto de los medicamentos, o mejor, como las instrucciones para montar los muebles de una muy conocida firma sueca. Lo que resulta de estas instrucciones alteradas no es una mesa o una silla, sino una especie de mueble estorbo que no sirve más que para incordiar.

Lo que también sucede en el cáncer es que hay un mal funcionamiento del sistema inmune, verdadero control de calidad de nuestro organismo. A corregir esta alteración apuntan los estudios publicados por los investigadores que, en la universidad californiana de Stanford, buscan una vacuna para tratar el cáncer. Increíble, ¿verdad?, en esta época nuestra con tantas opiniones interesadas o ignorantes que ponen en entredicho la utilidad o seguridad de las vacunas de una forma bastante insensata.

En nuestra sociedad, el cáncer sigue siendo una enfermedad muy grave, en muchos casos incurable a pesar de los incontables avances en su prevención, diagnóstico y tratamiento.

LA PALABRA CÁNCER

Por sí sola ya produce respeto, un miedo ancestral que nos retrotrae probablemente a las cavernas donde nos refugiábamos de los grandes depredadores y hace que gotas de sudor frío recorran nuestra espalda y nos hagan estremecer.

Mientras que en las enfermedades infecciosas el mal, el enemigo, es una entidad ajena a nosotros que pretende autoperpetuarse a nuestras expensas, en el cáncer es una facción de nosotros mismos, un grupo díscolo con un aspecto semejante, el que va liquidando al resto de las células y, en definitiva, a todo el individuo.

El cáncer, visto así, tiene una cierta connotación literaria, cinematográfica. ¿Qué empuja a esas células a volverse contra las de su propia estirpe? ¿La envidia por los nutrientes o la oxigenación, los celos por la falta de atención, las malas compañías de sustancias tóxicas, la corrupción de los sistemas de vigilancia policial inmunológica? No tenemos respuesta a estas preguntas, pero lo que sí sabemos es que, a la espera de tenerlas, podemos englobar los tratamientos del cáncer en dos grandes grupos:

1. Preventivos: como en todas las enfermedades, practicar un estilo de vida saludable —sin tabaco, sin alcohol, con actividad física, menos alimentos procesados y más alimentos naturales vegetales, ricos en antioxidantes casi todos.

2. Farmacológicos: existen varios tratamientos que impiden la reproducción o destruyen las células tumorales, como la quimioterapia, las radiaciones de varios tipos, que destruyen el tejido sobre el que se proyectan, como la radioterapia y la braquiterapia, y, por supuesto, la cirugía.

La evolución del conocimiento del cáncer ha seleccionado algunos principios naturales que consiguen destruir las células tumorales, aun a riesgo de otras células sanas. Esos daños colaterales se dan por buenos por la consecución del bien mayor: el restablecimiento de la salud, la preservación de la vida frente a la supervivencia de un tejido u órgano concreto, siempre que no sea imprescindible.

Los tratamientos químicos que pueden producir estos daños colaterales no están bien vistos en la actualidad, pues existe una corriente que los presenta como malignos frente a otros presuntamente naturales o ecológicos, como si el hecho de ser natural o ecológico convirtiera cualquier cosa en mejor y más saludable, y lo elaborado o la síntesis química en algo siempre nocivo.

No podemos ni debemos aceptar estas simplificaciones injustas y, en todo caso, exageradas, como no es cierto que todos los hombres sean iguales o todos los ingleses o españoles tengamos de forma automática todas las virtudes o defectos que presumen los tópicos. La química es una ciencia que permite entender muchos de los fenómenos de la naturaleza y gobernarlos para nuestro beneficio. Por más que la quimioterapia pueda tener mala prensa y una imagen sombría en el inconsciente colectivo, la alternativa, es decir, la inacción u otros métodos sin rigor científico se han demostrado inútiles.

Sí, debemos reivindicar la quimioterapia como la solución a muchos cánceres, con un margen muy razonable de seguridad y eficacia. Administrada en un entorno amigable y por profesionales conlleva una gran probabilidad de curación, pues es un tratamiento de alta calidad, eficacia y seguridad, de gran evidencia científica y de un coste razonable.

Como siempre, de nuevo lo que llamaré la «apostilla humana»: buenos tratamientos y buena atención personal a los pacientes, esos seres sometidos a una pérdida de libertad, a una sensación de dependencia, deseosos de alivio y también de palabras que reconforten. Y no solo los pacientes, sino también sus familias, que necesitan saber a qué atenerse.

Muchos medicamentos para el cáncer tienen un alto coste por la dificultad en su elaboración y administración. Dichos costes mejoran si se invierte primero en investigación. No dudéis ni por un segundo que es siempre una inversión rentable, aunque se necesite dar tiempo y recursos a los investigadores. A la larga, esos esfuerzos económicos se recuperan.

DOLOR EN EL CÁNCER DE MAMA

Quiero contaros aquí un caso clínico de cáncer de mama, que no es una dolencia de género y solo un trasunto de las mujeres, sino que afecta a padres, esposos, hermanos, hijos, nietos, sobrinos… Porque todos podemos contribuir a mejorar la calidad de vida de las pacientes con esta patología.

Sara tiene 50 años. Hace tres le diagnosticaron un cáncer de mama. Al principio ella, titulada superior y con experiencia en la vida, lo asumió como una circunstancia más de su existencia. Es una gran luchadora, competitiva en su entorno profesional y acostumbrada al estrés. Se crio en una familia tradicional en la que el esfuerzo y el mérito eran considerados el elemento clave del progreso. Completó sus estudios y, tras empezar a trabajar, conoció al que sería su marido y con quien ha tenido dos hijos.

En una visita rutinaria al ginecólogo, le apreciaron un nódulo mínimo en la mama derecha. Sara llevaba una vida sana, hacía gimnasia y comía fruta y verdura habitualmente. Quizá solo el estrés profesional podía añadir algún factor de riesgo a su salud, así que se preguntó: «¿por qué yo?, ¿cuál es la razón? Nadie en mi entorno familiar ha tenido este problema, mi marido y mis hijos me quieren, yo me cuido y soy feliz, y en mi trabajo soy una profesional solvente».

El diagnóstico de microcalcificaciones en la mamografía aconsejó la extirpación del nódulo y una biopsia del ganglio axilar. En aquella consulta, Sara y su marido recibieron la terrible noticia de la malignidad del nódulo y la expectativa del tratamiento quirúrgico, con mastectomía y extracción y análisis de los ganglios linfáticos, seguido de quimioterapia durante al menos seis meses en ciclos mensuales. En cada uno sería necesario un control analítico previo y posterior de los efectos secundarios.

Perdió su bonita melena castaña, estuvo usando peluca y se colocó un expansor para hacer hueco después de la mastectomía a la prótesis que se colocaría tras el tratamiento con quimioterapia. Tuvo que tomar medicamentos para las náuseas y el dolor, quemazón y picazón en manos y pies, así como para mejorar su respuesta inmune y tolerar la siguiente sesión de quimioterapia. Se le dispuso la prótesis, que equilibraba su imagen exterior que, tras dos años de tratamiento, casi era externamente igual.

Sin embargo, una cosa había cambiado: su cuerpo ya no era el mismo. En aquella batalla perdió una parte de sí misma, de su propia identidad femenina que, aunque reemplazada, ya nunca sería la misma. Y como daños colaterales le quedó una sensación dolorosa continua en la región pectoral o intercostal de características neuropáticas, concretamente en el costado derecho, que se extendía hacia la espalda, donde la escápula sobresalía y le daba un aspecto alado. También tenía una ligera pérdida de sensibilidad en el músculo que recubre el tronco, dolor al mover el brazo y pérdida de función del hombro en algunos movimientos.

Comenzamos con un antiepiléptico y analgésicos para el dolor neuropático en dosis bajas, asociadas a opioides que alivian el dolor al actuar sobre células nerviosas específicas de la médula espinal y el cerebro. Incrementamos las dosis en las semanas siguientes y las complementamos con rehabilitación programada de la cintura escapular.

El dolor de Sara remitió en general, aunque persistía en la región costal. Además comenzó a tener náuseas, estreñimiento y somnolencia, que le hacían muy difícil trabajar. Tras varias inyecciones para aliviar o bloquear el dolor en las costillas, no obtuvimos un resultado adecuado. Así que decidimos usar la acupuntura como alternativa con menos efectos secundarios, pensando en una posible combinación con dosis bajas de medicación. De forma casi sorpresiva, Sara comenzó a mejorar, su dolor pasó de insoportable a tolerable y de ahí, a casi inapreciable. Después de desbloquear la cicatriz de la mastectomía con una punción alrededor de la misma, varios puntos en el canal de acupuntura del estómago, del intestino grueso y de la vejiga obraron el cambio.

Quizá la rehabilitación, el cambio de puesto en su trabajo y una reconsideración de su papel social y profesional ayudaron, pero la acupuntura fue el elemento clave en su recuperación. La enfermedad de Sara estaba ya curada cuando el dolor pasó a ser su principal problema. No es que no le doliera antes, probablemente tenía ya molestias. Pero su energía física y mental estaba volcada en otra prioridad. El dolor suele tener un origen en lesiones reales más o menos severas, pero son el cerebro y el sistema nervioso quienes filtran la prioridad de la atención.

Además, muchas mujeres y hombres sufren secuelas de enfermedades «curadas» por los efectos secundarios de nuestra medicina imperfecta, de nuestra cirugía, muchas veces mutilante. Seamos humildes, nos queda aún mucho camino por recorrer en el aprendizaje de los mecanismos del dolor. Todos los aliados son pocos y la acupuntura puede ser una estrategia coadyuvante excelente con mínimas incomodidades para los pacientes.

Y recuerden, el cáncer de mama no es una enfermedad exclusiva de las mujeres. Todos hemos de estar involucrados en su curación, en su superación… Es cosa de todos, y si el peor remedio es la soledad y la incomprensión, el mejor es la solidaridad, el afecto y la comprensión de quienes rodean a las pacientes.

MIELOMA MÚLTIPLE

El dolor es una patología que diagnosticamos, en primer lugar, por lo que el paciente manifiesta de su localización, intensidad, frecuencia, relación con el movimiento o el reposo y entorpecimiento de sus actividades cotidianas. Las pruebas complementarias, como analíticas, de imagen o funcionales, lo que hacen es poner apellido al nombre de la enfermedad diagnosticada por la exploración. El apellido modifica el nombre, aunque no da una identidad distinta y, como es lógico, siempre hay excepciones a esta regla.

El caso del mieloma, un tipo de cáncer de la médula ósea, no es distinto, ya que el apellido *múltiple* matiza pero no cambia el diagnóstico, que se caracteriza por una aparición multicéntrica de lesiones, los plasmocitomas. Estos plasmocitomas son producidos por células plasmáticas (derivadas de los linfocitos B) que producen inmunoglobulinas, las proteínas que normalmente nos protegen de las infecciones.

El mieloma es una enfermedad de células sanguíneas, un tipo de leucemia que afecta fundamentalmente a hombres, a veces en contacto con tóxicos ambientales, con tendencia a la obesidad y en la segunda mitad de la vida.

Las células plasmáticas crecen sin control, afectando a las otras células de la sangre, con disminución de su número, es decir, anemia, y un menor número de plaquetas y glóbulos blancos. Las células cancerosas producen proteínas relevantes que circulan en la sangre y cumplen múltiples funciones de forma descontrolada y desordenada, se acumulan en el organismo y además producen lesiones óseas. Por tanto, el tratamiento debe ir orientado a eliminar esas células en exceso, restablecer las líneas celulares afectadas y curar o mitigar las lesiones.

Isabel, 66 años, es una paciente que seguimos desde hace varios años por cefaleas y artrosis vertebral. Su diagnóstico siempre ha estado ligado a esa patología degenerativa que, por su localización cervical, justificó la presencia de una cefalea tensional y relacionó la propensión a la contractura muscular de esa zona con el dolor de cabeza y la afectación vertebral torácica o lumbar por una irradiación a esos territorios.

Hace poco le encontraron una lesión en el cráneo de tipo lítico, como un hueco en forma de sacabocados típico del mieloma múltiple. Posteriormente, el diagnóstico se completó con un estudio analítico, especialmente de las proteínas, junto a un aspirado de médula ósea y un análisis radiológico completo.

Así pues, a Isabel, que ya tenía causa para su dolor crónico, se le ha añadido una nueva que cursa con dolor óseo, con niveles de calcio en la sangre por encima de lo normal, alteraciones renales, fatiga, anemia y malfunción de la respuesta inmune. Lo que estábamos tratándole era su dolor, el dolor que ella percibía y dónde lo sentía. Ahora, con estos nuevos datos, seguiremos haciéndolo, aunque será necesario añadir al tratamiento las medidas que combaten el mieloma. A favor de Isabel, el diagnóstico precoz, la falta de antecedentes y la casi nula afectación sistémica; en contra, su edad y su tendencia a la obesidad. Comienza un nuevo capítulo en su lucha contra la enfermedad y el dolor en el que, como es lógico, podrá contar con nosotros.

Hoy por hoy, el tratamiento del mieloma consiste en quimioterapia, especialmente aquella que facilita la eliminación de células malignas y prepara el cuerpo para un trasplante de médula sana que reemplace esas células. La tasa de supervivencia del mieloma a los cinco años de tratamiento es de un 43 %, aunque puede ser mayor según el momento de la enfermedad en el que se diagnostique.

Completan el tratamiento medidas como la radioterapia en lesiones óseas, la extirpación de los tumores de células plasmáticas abordables con cirugía y el uso de medicamentos para la prevención y tratamiento de enfermedades con pérdida ósea, que controlan las lesiones destructoras del hueso o la separación del plasma (la parte líquida de la sangre) de las células sanguíneas si la sangre se hace muy viscosa, reemplazando el plasma y devolviéndolo al cuerpo.

Aunque las enfermedades tienen un curso definido en los libros con signos, síntomas, diagnóstico, pronóstico y tratamiento como parte de su descripción, la experiencia vital siempre es más elocuente y enseña más que cualquier tratado.

Sufrir una patología, desgraciadamente, no protege de poder padecer otra y, muchas veces, los problemas no vienen solos. La enseñanza positiva está en que la vida nos indica cómo afrontar esos retos o al menos paliarlos, seamos pacientes o terapeutas, y nos prepara para el siguiente desafío, porque lo contrario supone abandonar la partida.

Hoy en día el cáncer se diagnostica más y mejor, se trata mucho mejor y se cura mucho más, pero sigue estando estigmatizado: muchos recurren a eufemismos como «larga y penosa enfermedad», y pronunciar la palabra cáncer sigue cortando la respiración y acelerando el corazón de aquellos que lo padecen, incluso cuando quienes lo padecen son colegas médicos. Por eso precisa, mucho más que otras enfermedades, un esfuerzo denodado de humanización en el diagnóstico, en el tratamiento, en sus salas, consultas, hospitalización, medicaciones y medidas de soporte psicológico y social.

La humanización nos hace mejores médicos, pero, sobre todo, nos hace mejores personas y esto, a la larga, beneficia a nuestros pacientes.

El cáncer tiene tratamiento, tiene cura, pero en ese proceso de padecimiento y tratamiento es imprescindible el compromiso personal, humano. Nada de lo humano nos es ajeno. Nada debe serlo y menos en el dolor asociado al cáncer.

Opioides y dolor asociado al cáncer

El dolor acompaña al 80 % de los cánceres y se vuelve especialmente severo cuando existe metástasis, sobre todo si es ósea. Cuando esto sucede es necesario un abordaje multimodal en el que el tratamiento frente a la enfermedad es imprescindible, pero también es muy importante el uso de antiinflamatorios, radioterapia local, medicamentos para la prevención o el tratamiento de la osteoporosis para el cáncer con metástasis ósea y analgésicos potentes.

El dolor oncológico, en muchas ocasiones, se comporta como un dolor agudo, de evolución crónica, y necesita un esfuerzo máximo de atención y de colaboración multidisciplinar para su control. Los opioides son sin duda un elemento fundamental en su abordaje terapéutico. Es imprescindible ofrecer a los pacientes terapia de rescate, con fármacos contra el dolor grave o con potentes analgésicos opioides de liberación rápida, y evitar los efectos secundarios relacionados con el tratamiento, como es el estreñimiento. La dieta, el uso de laxantes y los nuevos combinados de opioides permiten soslayar este problema, o al menos, reducirlo al máximo.

Jesús, de 69 años, diagnosticado de cáncer de próstata con diseminación ósea y dolor a nivel lumbar, comenzó un tratamiento con analgésicos y fármacos en dosis crecientes para disminuir la fiebre, que a los tres meses, pese a su incremento progresivo, demostró ser insuficiente. Se hizo necesario el uso de parches de opioides sintéticos cada 72 horas. Pero el dolor persistía, aunque se encontraba parcialmente amortiguado durante la actividad orgánica en reposo y en ayuno, Jesús no toleraba mantenerse de pie y casi tampoco estar sentado: solo permanecer tumbado le aliviaba y siempre con soporte lateral para impedir los cambios posturales.

Una resonancia magnética reveló un daño severo del eje vertebral con destrucción ósea debido a un cáncer. El tratamiento hormonal se asoció a medicamentos por vía intravenosa contra la osteoporosis cada cuatro semanas, un incremento de parches de opioides sintéticos, fármacos contra el dolor grave a demanda cada 4 o 6 horas y antiinflamatorios y anuladores de la respuesta inmunológica del organismo a diario.

En una revisión tras cuatro semanas de tratamiento, el paciente refirió estreñimiento progresivo pese a la hidratación, dieta y fármacos que incorporaban agua a las heces, haciéndolas más blandas y fáciles de evacuar. Por eso se decidió un cambio a potentes analgésicos opioides muy empleados en pacientes con dolor crónico. Tres semanas más tarde, Jesús presentaba una mejoría apreciable del dolor y, sobre todo, una normalización casi completa de su ritmo intestinal.

Además, se decidió la aplicación de radioterapia sobre las lesiones vertebrales, lo que permitió una reducción de la dosis de analgésicos opioides a la mitad mientras continuaba en tratamiento antitumoral.

El uso de medicamentos utilizados para prevenir y tratar enfermedades con pérdida ósea se relaciona con la muerte del tejido corporal a nivel mandibular, por lo que debemos mantener al paciente controlado para detectar precozmente estos efectos secundarios.

Neuropatía posterapia oncológica

El cáncer en nuestros días tiene tratamiento y, en un porcentaje elevado de los casos, tiene cura, pero vencer la guerra no asegura siempre una victoria sin daños y, en el fragor de la batalla, muchas veces se producen pérdidas difícilmente reparables, daños colaterales que provoca el enemigo pero, que en otros casos, son consecuencia de la potencia de nuestras armas, de su uso intensivo o del desvío de nuestros disparos sobre nuestras propias instalaciones o combatientes. El cáncer tiene tratamiento, tiene cura, pero esto tiene un precio que debemos conocer y tratar.

Uno de estos daños colaterales son las neuropatías que aparecen tras tratamientos con quimioterapia, radioterapia o cirugía oncológica, cuadros que, en muchos casos, no son inmediatos, sino que surgen como una mala pesadilla cuando la enfermedad parecía haberse erradicado y salido por completo de nuestras vidas.

La quimioterapia produce una enfermedad del sistema nervioso con múltiples trastornos inflamatorios metabólicos, tóxicos y hereditarios, e inflamación de los ganglios según la dosis y duración del tratamiento, que puede minimizarse si se detecta precozmente y se detiene, aunque sus efectos acumulativos, especialmente sensoriales, pueden persistir.

El cisplatino, la vincristina o los taxanos son los tratamientos de quimioterapia más frecuentes. Sus efectos secundarios producen hormigueos, sensaciones anormales de dolor, picor o quemazón en brazos y piernas, y dolores musculares o cuadros de afectación del sistema nervioso autónomo.

La radioterapia puede dar lugar a afecciones en la médula espinal por la irradiación de tumores en la zona, sobre todo en la cervical, con dolores agudos, como de descarga eléctrica, que se producen por daños en la capa de mielina de las fibras nerviosas, o los producidos por afectación de los nervios que permiten tener movimiento y sensibilidad en hombros, brazos, antebrazos y manos, característicos de los tratamientos de la región pectoral o axilar, que causan trastornos de la sensibilidad no dolorosos en las extremidades y pérdida motora difusa.

Las intervenciones quirúrgicas producen el tercer grupo de secuelas que pueden causar dolor tras realizarse con la intención de curar mediante la extirpación del tejido maligno. El dolor por complicaciones postoperatorias que afecta a cerca de un tercio de los pacientes sometidos a este tipo de cirugías es uno de los más característicos, pues la lesión de los nervios intercostales es casi constante y el dolor se mantiene durante años. El dolor quemante en la cicatriz, que se relaciona con los movimientos y la respiración, puede ser insoportable y es posible aliviarlo si se realizan incisiones más pequeñas en la intervención, unidas a tratamientos perioperatorios a base de bloqueos con anestésicos y antiinflamatorios del tórax, el abdomen y el espacio epidural.

Algo parecido sucede con el dolor y hormigueo en pared torácica, axila y/o brazo tras la extirpación del tejido mamario, que afecta a un amplio porcentaje de pacientes (más del 60 % en algunas series), más intenso en cirugías más amplias, con dolor quemante eléctrico relacionado con el movimiento y la respiración, que puede afectar también al hombro y brazo colaterales al pecho extirpado y que, pese a no describirse como muy intenso, es francamente limitante.

De nuevo la punción con aguja intramuscular en una sola acción, guiada por ecografía, de un anestésico local entre las diferentes capas musculares pectorales, así como la analgesia intensa, son una buena respuesta.

El trastorno neurológico debido a un nervio dañado sigue siendo una asignatura pendiente en nuestro arsenal terapéutico. Los analgésicos convencionales antiinflamatorios y opioides no suelen controlarlo, y los antidepresivos y antiepilépticos lo mejoran sin resolverlo. A lo anterior hay que unir que los anestésicos locales aplicados con parches o la capsaicina (sustancia que afecta a las células nerviosas de la piel asociadas con el dolor) no parecen ser la respuesta cuando los cuadros de dolor son en tejidos profundos del interior del cuerpo. La esperanza se halla puesta en agentes en desarrollo, como los bloqueantes de las proteínas presentes en las células.

La actuación parcial o permanente de estimuladores eléctricos parece ser nuestra mejor respuesta, de ahí lo necesario de minimizar el daño inicial con sustancias que provoquen los menores efectos adversos en el sistema nervioso central, con medios de aplicación y dosificación adecuados y con medidas quirúrgicas tan cuidadosas como sea posible.

La alteración del estado del paciente por la intervención quirúrgica es una amenaza a nuestra actividad y el dolor un efecto secundario más que frecuente, pero lo más imperdonable sería mirar para otro lado cuando hay conocimiento y herramientas para evitarlo. Condenar al dolor después del dolor derivado de nuestra actuación sería no hacer honor al juramento hipocrático y abandonar a los pacientes a su suerte.

8

El dolor y la enfermedad mental

El dolor es una combinación de experiencias sensitivas e interacciones neuronales. Es la percepción de algo desagradable, una nocicepción, pero interpretada y matizada en el cerebro. Esto da lugar a un análisis, casi automático, del daño, la situación general, sus consecuencias y la actitud que podemos o debemos tomar en cada momento. El cerebro trata de anticipar los hechos que van a suceder para generar respuestas adecuadas. Lo mismo que los tenistas preparan la raqueta para recibir el saque antes de producirse y anticipan la fuerza y posición antes de que llegue la bola, ya que no hay tiempo material, el cuerpo anticipa el daño y sus consecuencias y prepara una respuesta conveniente.

El dolor, por tanto, es una percepción, como el frío o el calor, en primer lugar. Sin embargo, sobre esa percepción se activa un proceso consecutivo de interpretación cerebral muy complejo, relacionado con la persona, su educación, su experiencia, sus vivencias previas, sus creencias, sus ilusiones, dios, el trabajo, la familia... Multitud de interacciones que sumadas generan el resultado de nuestra percepción individual del dolor.

Cuando hablamos de dolor agudo, este circuito solo nos pide la conservación general de la salud, escapar con bien, soltar el mango de la sartén o quitar la mano antes del golpe del martillo. Existen todos los componentes complejos, pero es menos extenso y, desde luego, condiciona en menor medida el conjunto de nuestra vida. Pero cuando el dolor es crónico, el componente vivencial, la carga de emociones, se hace mucho más relevante. Tanto que en ocasiones es mayor que el propio estímulo primario, como es el caso de las enfermedades mentales.

Probablemente, y esto es una opinión, hemos etiquetado con un nombre u otro procesos cerebrales más o menos intensos pero con un origen semejante, y esta es la razón de que les apliquemos el mismo tratamiento. Las enfermedades del «ánimo» tienen un soporte orgánico y, por tanto, podemos tratarlas desde el cuerpo, mientras que las enfermedades del cuerpo tienen una repercusión emocional que responde también a medidas de soporte psicológico.

ANTIDEPRESIVOS Y DOLOR

¿Por qué son útiles los antidepresivos? La razón hay que buscarla en los circuitos moduladores del dolor que imprimen sentido y le dan un significado bueno en algunos casos, como el dolor de parto o el del esfuerzo deportivo, o malo en el caso del dolor crónico. La sensación de impotencia, la desesperación del esfuerzo inútil, de la falta de soluciones, conduce a la depresión, que se asocia de forma indefectible al dolor mantenido y resistente a los tratamientos.

En el sistema nervioso existen mecanismos de selección y organización de la información, los circuitos moduladores, que priorizan o relativizan los estímulos iniciales. Estos circuitos funcionan con neurotransmisores como la serotonina o la noradrenalina. La presencia de estas sustancias aumenta o disminuye la sensación de dolor, pero también se encargan de regular el estado de ánimo y de ahí la estrecha relación de este con el dolor. Si aumentamos los niveles de esas sustancias con medicamentos antidepresivos, como duloxetina o venlafaxina, aliviamos el dolor.

La dosis dependerá de la severidad de los síntomas. Con frecuencia ya se obtienen buenos resultados con dosis bajas, tanto en la disminución del dolor como en la mejora del ánimo. Las dosis altas se reservan para las llamadas depresiones endógenas, que no tiene una explicación en vivencias concretas actuales de los pacientes.

DOLOR EN EL ALZHÉIMER

Sabemos que es una enfermedad producida por el deterioro cognitivo debido a la acumulación de una especie de basura cerebral que lleva a una alteración no solo de la memoria, sino del reconocimiento completo de las experiencias vividas por quienes lo padecen. Primero son como niños pequeños con respuestas muy básicas y comportamientos estereotipados frente a los problemas, luego se descontrolan y pierden su capacidad de orientación y, por último, la conciencia de sí mismos.

El alzhéimer ataca a lo más central del ser humano, a la propia conciencia de sí mismo, y convierte el dolor en una experiencia sensorial más, como la luz o el olor a flores. Pero, a diferencia de otras percepciones, el dolor requiere una elaboración intelectual, emocional y social; en suma, un paso por el tamiz de la conciencia. Y ¿qué es el dolor sin conciencia? Una simple sensación desagradable, como la que notan otros animales. La elaboración mental sobre la causa, consecuencia o perspectivas derivadas de esa sensación y el comportamiento complejo y no sujeto a automatismos reflejos o instintivos solo es propio de los seres humanos.

Alguna vez he reflexionado en voz alta sobre dónde reside la mismidad del ser humano. Cuando a alguien se le amputa un miembro, el resultado es la persona menos el miembro amputado. Lo mismo sucede si le quitamos el bazo, o los riñones, o el hígado, o los pulmones, incluso el lóbulo frontal del cerebro. Cuando una persona pierde la capacidad cerebral y tiene nula respuesta electroencefalográfica, hablamos de ella en pasado, damos por hecho que ese órgano *es* o *contiene* a la persona y que merece, por tanto, el respeto debido.

Entonces, ¿es la propia conciencia la que otorga la condición de ser humano y quienes no la tuvieran no lo serían? Esta es una pregunta llena de espinas éticas. Probablemente, la condición humana depende de la conciencia individual, pero también de una conciencia colectiva, social. Somos seres humanos porque otros seres humanos nos reconocen como tales y nos atribuyen todos los beneficios y responsabilidades de tal condición.

La muerte en vida causada por el alzhéimer y otras demencias casi siempre produce mucho más dolor en las personas que compartieron y comparten la vida con los enfermos, a los que miran cada día como a extraños, y que se afanan en cuidarlos cuando muchas veces los rechazan e incluso se rebelan contra ellos. El dolor del alzhéimer muchas veces es impotencia para comprender una enfermedad que borra la identidad y la historia en común con los seres queridos, y convierte al enfermo en una especie de zombi muy difícil de controlar.

Estas y otras enfermedades necesitan un grado de atención creciente y especializado que en ocasiones se vuelve imposible para los familiares del enfermo, la mayoría de las veces personas mayores con pensiones más que ajustadas, familiares ausentes y con horarios exigentes de trabajo para ganar un sueldo insuficiente, que reciben un apoyo escaso por parte de la Administración. Como en todo, solo aquellos que disponen de recursos pueden afrontar una atención personalizada y un entorno seguro y afectuoso. Los demás están abocados a la desesperación y el dolor de la falta de atención.

DOLOR EN EL ICTUS

El ictus, una lesión isquémica, es la consecuencia de una interrupción brusca del flujo sanguíneo a una parte del cerebro, que puede quedar afectado de forma transitoria o permanente. Se caracteriza por la pérdida progresiva de la capacidad funcional de los tejidos afectados, que produce una pérdida de sensibilidad, de movilidad y en algunos casos alteraciones de la conciencia o de la función de otros tejidos y órganos. Afecta predominantemente a personas mayores de 65 años, con un porcentaje que supera el 3 % y más de 200 casos nuevos al año por cada 100.000 habitantes. Es la tercera causa de muerte en nuestro país. El conocimiento de sus causas y la puesta en marcha del Código Ictus, un programa específico de atención precoz, ha reducido significativamente su severidad y mortalidad, aunque algunas de sus secuelas, como el dolor, persisten y requieren un tratamiento individualizado de por vida.

En el caso del ictus, la pérdida de capacidad funcional es parcial, no total, aunque pueda ser paralizante, y no afecta a la conciencia, con lo que el sufrimiento del paciente es mucho mayor: al dolor del accidente vascular en sí se une el de la incapacidad de los órganos afectados y, sobre todo, la conciencia clara de la existencia de una limitación, que acarrea una frustración enorme.

El afamado Harrison Ford protagonizó una película, *A propósito de Henry*, en la que un prestigioso abogado sin escrúpulos sufría un ictus y precisaba reeducarse desde cero: los movimientos, las experiencias, el afecto y el lenguaje. En la afasia las personas no son capaces de comunicarse con las palabras. Esta película es un ejemplo más que elocuente de la situación que puede producirse en un ictus y una gran interpretación del actor.

El dolor derivado del ictus es relativamente frecuente y supone un deterioro cognitivo aumentado y una mayor dependencia funcional. De hecho, uno de cada diez pacientes con ictus leve desarrolla un cuadro de dolor. El dolor central es el más característico, aparece en aproximadamente una cuarta parte de los casos. Pero no es el único que se da con relativa frecuencia.

El *hombro doloroso* suele aparecer a menudo durante el primer año postictus, lo que lo convierte en un problema de primer nivel. Produce una gran limitación funcional, rigidez e incluso espasticidad (tensión inusual en los músculos), que hacen necesaria una actuación precoz, además de un seguimiento continuo, con medidas de soporte como cabestrillos y tratamiento analgésico antiinflamatorio.

El *dolor central* es un cuadro muy complejo de dolor neuropático, caracterizado por alodinia e hiperalgesia, que afectan a una zona amplia del cuerpo, con sensación quemante o lancinante que aumenta con el tacto, los movimientos e incluso con el agua. Esta clase de dolor afecta a entre un 2 y un 10 % de los pacientes con ictus. El 80 % de las lesiones isquémicas se produce en el territorio de las arterias carótidas, a ambos lados del cuello, y se relaciona con el desarrollo de dolor central tras el ictus. La forma de presentarse el dolor, con alteración de la sensibilidad, apunta a una afectación de las vías sensitivas más importantes.

La respuesta de estos cuadros de dolor es muy escasa a los opioides y mejor a la amitriptilina, un «viejo roquero» del tratamiento del dolor neuropático, y algunos antiepilépticos, como lamotrigina y gabapentina o pregabalina, aunque no es todo lo buena que sería deseable. Se han empleado otros tratamientos con lidocaína intravenosa en ciclos continuados, medicamentos como cannabinoides, clonidina, ketamina, estimulación eléctrica, acupuntura, baclofeno y ziconotide con resultado, desgraciadamente, discreto.

La secuela de discapacidad afecta también a la esfera psicológica, que necesita una actuación específica sobre este ámbito concreto sin que se descuide la prevención de nuevos episodios vasculares, pues los factores de riesgo persisten.

9
Dolor y estilo de vida

Los facultativos no nos cansamos de insistir en todos los foros que están a nuestro alcance de la importancia de mantener hábitos de vida saludables que prevengan en gran medida la aparición de patologías. La alimentación, el ejercicio o la manera como desempeñamos nuestra actividad laboral son claves en la prevención y tratamiento de cuadros dolorosos crónicos.

La importancia del sueño

Y en este punto no podemos dejar de lado el descanso, el sueño, pues tiene sentido una desconexión razonable que nos prepare para la actividad del día y permita recuperar energías físicas y mentales. Lo que en términos informáticos llamaríamos un «reseteo».

Llamamos sueño al reposo físico y mental, al que dedicamos gran parte de la noche. Pero ese reposo, para que el reseteo sea efectivo, no es el mismo ni en duración ni en calidad en todas las personas. Durante ese descanso la mente sigue activa, y de modo consciente o inconsciente, recrea la realidad y la modifica a través de los sueños, que son caprichosos, muchas veces fantásticos, pero casi siempre son vividos por el durmiente como algo tan real o más que la propia realidad, puesto que una cosa es la realidad y otra nuestra percepción e interpretación de la misma. Por eso, al soñar, nuestro cuerpo y nuestra mente se emocionan, ilusionan, excitan, lloran o ríen, porque damos a esa experiencia una importancia semejante a la vida misma.

El ser humano dedica a dormir alrededor de un tercio de la vida, más en la infancia, menos en la edad adulta y aún menos en la vejez. Es imprescindible el descanso físico y mental para la salud, aunque no suponga necesariamente que el cerebro deje de funcionar, como demuestran los estudios de actividad cerebral durante el sueño y sus fases.

Las fases del sueño REM (Rapid Eyes Movement) y no REM, que se repiten a lo largo de la noche y permiten el reseteo, facilitan la ordenación de la información mental o intelectual (mayor en la fase REM) y el descanso físico (mayor en la no REM), aunque en ambas la digestión, la respiración o el latido del corazón sigan produciéndose de forma automática.

Se puede vivir largo tiempo, aunque malamente, sin justicia, sin amor, sin dinero, sin salud, sin comer, con dolor, pero muy poco tiempo sin beber o sin dormir. Las otras ausencias probablemente también te acaben quitando el sueño y todo ello te arrastre a un fatal destino, pero la falta de sueño es un problema grave en sí mismo que necesita una atención específica y perjudica al resto de las esferas de la vida. En el ámbito del dolor, son constantes las alteraciones del sueño y se deben a varios factores.

En primer lugar, la falta de alivio suficiente durante las horas de descanso es una de las más importantes causas de insomnio o sueño superficial. El tratamiento del dolor debe ser integral y pautado. El descuido de analgesia durante la noche por una menor actividad suele generar un sueño ligero y despertares continuos con cada cambio de postura o relacionados con la necesidad de acudir al aseo.

En segundo lugar, algunas de las patologías dolorosas se asocian a trastornos del ritmo sueño-vigilia, relacionadas con la activación de circuitos neuronales de miedo, angustia o ansiedad que alteran la aparición del sueño y su profundidad.

Por último, los tratamientos de los que somos responsables los profesionales sanitarios a veces alteran el descanso o no lo facilitan suficientemente, y tienen como efectos secundarios sudores nocturnos y sueños muy agitados, que convierten la hora del descanso en un tormento conocido y esperado que mortifica tanto o más que el propio dolor.

El descanso es una pieza clave en el tratamiento integral del paciente con dolor. Requiere no solo una adecuada atención sintomática, una pauta analgésica correcta, sino también el apoyo al resto de la esfera fisiológica con medidas de educación sanitaria, de higiene en el descanso y medicamentos que ayuden a conciliar el sueño o directamente lo produzcan, como son los sedantes o hipnóticos.

El descanso requiere un entorno adecuado, confortable: colchón y almohada, temperatura, silencio o al menos sonidos no estridentes, luminosidad reducida, evitar ingestas excesivas de bebidas carbonatadas o sólidos que impidan una desconexión completa. El mundo actual, lleno de estímulos acústicos y luminosos, invita a reducir el tiempo dedicado al descanso como algo superfluo, y no hay nada más lejos de lo conveniente: el sueño forma parte de nuestra naturaleza y es imprescindible para la vida.

EL PAPEL DE LA ALIMENTACIÓN

Otro aspecto esencial en nuestra vida es la alimentación. En gran medida, somos lo que comemos, y así es porque los elementos que ingerimos, más o menos procesados, pasan a constituir nuestra propia esencia, como nuevos ladrillos del edificio. De la calidad y cantidad de esos ladrillos depende la funcionalidad del conjunto.

La dieta juega un papel esencial en el tratamiento del dolor, primero como elemento general: un exceso de calorías conlleva necesariamente un sobrepeso que empeora la mayor parte de las patologías dolorosas musculoesqueléticas y articulares. Lumbalgias, cervicalgias, artrosis, osteoporosis... se ven perjudicadas por el sobrepeso, por el sobreesfuerzo que ha de hacer el cuerpo para soportar y mover el exceso de grasa.

Algunos pacientes, como los diabéticos o los hipertensos, se ven afectados también por el tipo de alimentos: los azúcares refinados o el exceso de sal les pasan factura agravando sus cuadros de dolor, especialmente el neuropático (en el caso de la diabetes) o las cefaleas (en el caso de la hipertensión arterial). Y, en general, otros, como el café y el vino, pueden tener efectos beneficiosos en pequeñas cantidades, pero son perjudiciales a partir de cierta dosis. Naturalmente es el paciente quien ha de recurrir a la prudencia para dosificar y controlar las cantidades, pues será él quien pague las consecuencias.

Por último, hay toda una serie de alimentos, fundamentalmente vegetales, que tienen propiedades analgésicas contrastadas y ayudan a prevenir el dolor o a aliviarlo en muchos casos.

Así ocurre con el ajo, o con el aceite de oliva, rico en ácidos grasos insaturados que previenen la inflamación; la cúrcuma, verdadero analgésico natural, empleado en la cocina desde hace siglos; la guindilla y sus derivados, de la que se extrae la capsaicina, una oleorresina que se utiliza para aliviar dolores óseos y musculares; o la corteza de sauce, que contiene salicina, básica en la elaboración de la aspirina. Algunas especies, como el jengibre, han sido postuladas como mitigadoras del dolor desde la tradición china. El responsable de su eficacia es el 6-shogaol, definido por la medicina occidental como el principio responsable de la eficacia del jengibre en la artrosis, lo que evidencia que tradición y modernidad no siempre están enfrentadas. Todos son elementos de la naturaleza que tienen propiedades analgésicas y se emplean como parte de la dieta.

Cuando hablamos de dieta, no nos referimos a una receta única, sino a una combinación de elementos que puede y debe personalizarse. En ocasiones debe reducirse el aporte de algunos o aumentar el de otros, según las características de la persona. Por ejemplo, muchos pacientes toleran mal el gluten o la lactosa, y estos elementos, útiles para gran parte de la población, alteran sus vidas, su ritmo intestinal, llenándolos de malestar. Esto es tan fácil de tratar como evitar esos alimentos.

Las dietas variadas, ricas en vegetales, frutas, legumbres, en aceite de oliva, en pescado, con abundante agua, con pequeños aportes de grasas animales, de café o incluso vino, junto a cierta exposición solar y actividad física, constituyen lo que se ha denominado dieta mediterránea. Este modelo, sumamente exportable y realizable, es más un estilo de vida que una dieta, pues conlleva valores como el respeto a la edad, el esfuerzo, la paciencia, la tolerancia, etcétera.

La dieta tiene un papel esencial no solo en el tratamiento del dolor, sino en todo lo referente a la salud en un sentido amplio. Cuanto antes lo tengamos en cuenta, antes podremos recoger los frutos de su uso correcto.

LA ACTIVIDAD FÍSICA

El deporte o la actividad física se han convertido casi en un sinónimo de salud, un complemento imprescindible en los hábitos de vida. A falta de depredadores que nos cacen o de presas que cazar, hemos tenido que reemplazar esta dosis de esfuerzo físico, necesaria para el buen mantenimiento del organismo, por actividades que nos obliguen a «mover el esqueleto» y eviten el sedentarismo. Hay que considerarlo una necesidad más del cuerpo, como comer, ya que mejora el rendimiento de las estructuras orgánicas musculoesqueléticas y, por añadidura, del conjunto de la persona. Apliquémonos esta máxima: el deporte bien entendido empieza por uno mismo, no sirve ver cómo lo practican otros, aunque sea muy entretenido y hasta apasionante.

El deporte amplía nuestra resistencia y nuestros límites, y nos permite tolerar esfuerzos mayores. Hacer deporte es, de alguna manera, traspasar fronteras físicas y psicológicas, dejar atrás el dolor de huesos, músculos y articulaciones y la falta de aire para conseguir derribar eso que los corredores llaman «el muro de la penúltima vuelta», que nos invita a tirarnos al suelo y abandonar toda esperanza de llegar a la meta. No hablamos, por supuesto, del deporte de competición, que genera problemas añadidos al poner al límite la capacidad humana y requiere de una atención especial. El deporte, como todo en la vida, tiene su medida. Los buenos hábitos, como los buenos deseos, tienen su justa compensación y llevarlos al extremo puede acabar con sus bondades.

Desde hace algunos años están de moda tablas de ejercicios que combinan el entrenamiento físico y el mental. La más popular, y con razón, es el método Pilates, que ha demostrado ser altamente beneficioso. El Pilates, que recibe su nombre de su creador, es una forma de ejercicio que facilita en pocas sesiones potencia, flexibilidad y control del tono muscular y del cuerpo en movimiento. Está indicado para mejorar la forma física, y no solo se ha convertido en el método número uno de los principales gimnasios de todo el mundo, sino que se utiliza como una de las técnicas más eficaces en rehabilitación, tanto en prevención como en tratamiento de afecciones musculoesqueléticas.

Es conveniente practicarlo con monitores que guíen con mano experta cada paso. Las sesiones se adaptan a cada persona según su capacidad, desde pacientes con problemas de movilidad (incluso mayores de 80 años), a deportistas de elite que buscan mejorar su técnica o prevenir lesiones y evitar molestias. Las clases de Pilates utilizan diferentes estrategias, tanto aparatos como ejercicios en el suelo sobre una colchoneta. Sin embargo, en contra de la creencia general, es mejor iniciarse con aparatos, ya que el trabajo en el suelo requiere de un esfuerzo que muchas personas ya no pueden realizar. Su creador murió en 1967 y su método ha seguido creciendo y perfeccionándose, convirtiéndose en una alternativa occidental al yoga oriental.

De forma resumida, esto es lo que pretende conseguir:

— Respiración adaptada al movimiento y relacionada con todas las dimensiones del mismo.
— Fomentar el alargamiento axial de la columna y los miembros en movimiento, lo que confiere potencia y flexibilidad a todo el organismo.
— Facilitar la articulación de todas y cada una de las piezas del cuerpo, evitar el movimiento en bloque, buscar armonía y movilización sucesiva de todas las articulaciones.
— Control central, es decir, el movimiento surge del centro de gravedad y se desplaza hacia fuera. Debemos controlar, sobre todo, abdominales, diafragma y suelo pélvico.
— Una postura corporal correcta, en equilibrio, con sus partes bien alineadas y articulaciones que no sufren.
— Organización inicial de los elementos anatómicos proximales para facilitar después el movimiento de los distales, lo que significa que debemos aprender a disociar los movimientos de la mano de los del hombro, por ejemplo.
— Reequilibrio armónico y natural del cuerpo, que mejora su rendimiento en reposo y en movimiento, reduce sobrecargas y el dolor derivado de ellas.

La actividad laboral

La mejor manera de prevenir el dolor relacionado con el trabajo consiste en una adecuada concienciación del trabajador para que evite los esfuerzos inadecuados y se proteja cuando sea necesario, aunque una selección correcta de las personas para cada puesto puede evitar también parte de los problemas.

Las posiciones forzadas, los esfuerzos extemporáneos, los traumatismos repetitivos o las vibraciones de baja frecuencia (como las que generan los vehículos industriales) están entre aquellas que pueden favorecer el dolor de espalda. Si la fatiga física es un factor desencadenante de dolor, la fatiga mental, la monotonía y la desmotivación por falta de expectativas o por un inadecuado ambiente de trabajo a causa de la conflictividad también son factores de riesgo de dolor lumbar.

En lo referente a dolores corporales, cobra una gran importancia una ciencia desconocida por muchos y desatendida por otros: la ergonomía, que analiza los esfuerzos y movimientos de los humanos durante su trabajo y trata de ajustarlos y acomodarlos para hacerlos más eficientes. También se encarga del diseño del entorno del puesto de trabajo, de la sistemática en el desempeño de las tareas, de las herramientas, material y equipo, muebles, iluminación y enseres necesarios para la actividad. No descuidéis estos matices porque son más relevantes para vuestra salud de lo que imagináis. Por último, la ergonomía estudia actividades o ejercicios complementarios que permiten reequilibrar a los trabajadores: estiramientos o dosificación del esfuerzo útiles para evitar lesiones severas. A continuación, voy a daros algunas recomendaciones:

Si el trabajo es sentado:

— Se debe mantener la espalda recta, con la mesa a la altura de los codos, el asiento a la altura correcta y con un apoyo lumbar adecuado.
— Los objetos para el trabajo deben estar al alcance de la mano para evitar sobreesfuerzos cada vez que los necesitemos.
— Debemos mantener una distancia suficiente a las pantallas: entre 70 y 80 centímetros.
— Tanto rodillas como codos deben estar cómodos, formando ángulos rectos.
— Debemos cambiar de postura cada cierto tiempo, evitando pasar más de dos horas sentados sin levantarnos, al menos, a estirar las piernas.

Si el trabajo es de pie:

— Se debe evitar una postura única, alternando la carga en ambas piernas o usando algún tipo de escalón o reposapiés.
— Si debemos elevar objetos, conviene flexionar las rodillas y no la espalda.

— Debemos equilibrar la carga entre ambos lados o miembros.

— Evitar la torsión del tronco en los esfuerzos y no levantar los pesos por encima de la cabeza.

Estas recomendaciones deben ir acompañadas de ejercicios de movilización completa de la columna vertebral, estiramiento de músculos paravertebrales y glúteos, y de flexoextensión de piernas y brazos de una forma suave, lo que mejorará nuestra condición física y nuestra tolerancia a los esfuerzos.

Estos consejos pensados para el entorno laboral son generalizables a todos los entornos y también a todas las edades. En gran medida la patología lumbar se origina en la consolidación de unos hábitos erróneos desde la infancia, convirtiendo en pacientes futuros a los niños por no adecuar sus hábitos a una correcta higiene postural.

Podemos comenzar hoy mismo revisando nuestro puesto de trabajo y tratando de acomodarlo a nuestras necesidades y a las de la tarea para evitar lesiones que a veces son irreversibles y por las que pagaremos un alto precio el resto de nuestra vida.

10

EL DOLOR EN LOS EXTREMOS
DE LA VIDA: NIÑOS Y ANCIANOS

Definimos siempre a los seres humanos como si fuéramos todos exactamente iguales. Sin embargo, sabemos que somos muy variados, no solo comparados con otros, sino también a lo largo de nuestra vida, por eso creemos que merece la pena detenernos a entender las peculiaridades que se producen en los extremos de la vida, en la niñez y en la ancianidad, y cómo el dolor se origina, manifiesta y muchas veces se trata de manera diferente en función de la edad del paciente.

DOLOR EN EL NIÑO

El dolor durante la infancia sigue siendo una asignatura pendiente de nuestra medicina. Las razones las podemos encontrar en aspectos culturales y en los programas de educación. Puede que la causa de este problema sea que pensamos que el dolor solo es cuestión de adultos.

Hay quien cree que los niños nacen, crecen y viven sin problemas y, por tanto, no sufren ni van a sufrir el dolor. Nada más lejos de la realidad. Si evaluamos la aparición del dolor en los niños, a muchos les sorprendería su gran porcentaje.

Ya es doloroso el momento del parto, el primer «viaje de la vida», que supone atravesar un estrecho canal lleno de dificultades y problemas, pensado para otra utilidad. En el parto, los empujones del útero para expulsar al bebé exprimen sus pulmones y los vacían de secreciones, pero también generan una presión, tracción y torsión de su pequeño cuerpo que produce sin duda dolor y, probablemente, claustrofobia. El proceso normal de crecimiento, el estiramiento de los huesos mediante los cartílagos, el afloramiento de la dentadura, primero temporal y luego permanente, en el primer año de vida y a lo largo de la infancia y adolescencia, es otra fuente de dolor severo. Las infecciones respiratorias, bronquiolitis, amigdalitis, otitis, etcétera, los mil y un traumatismos por la falta de equilibrio y el afán de exploración también son fuente de dolor. Incluso de dolor crónico, contemplado como aquel que dura más de tres meses.

Sin embargo, como me confesaba un colega pediatra, la dificultad radica en la formación que recibimos: no relacionamos dolor con infancia por más que veamos que también aparece en esta edad de la vida. Un insigne médico italiano, en una conversación informal, me dijo que lo que sabemos del tratamiento del dolor se resume en una palabra: paracetamol. Exageraba, casi todos los pediatras también conocen otra: ibuprofeno. ¡Esto es una broma, pero no completamente desorientada!

La utilización de analgésicos mayores en el tratamiento del dolor infantil, incluso severo, es muy reducida debido a los mismos miedos que se arrastran al emplearlos en los adultos: la depresión respiratoria, la adicción, la incompleta capacidad metabólica, la tolerancia... Todos ellos provocan que se evite, de una forma muchas veces inconsciente, el uso de analgesia de suficiente potencia. Las reflexiones que siguen pueden ayudarnos a encontrar las pistas para la resolución de este problema.

El dolor es una realidad, no se debe negar o minimizar, ya que es un elemento de diagnóstico de muchas patologías, y tampoco es necesario mantenerse sin tratamiento durante todo el proceso diagnóstico con la excusa de evitar malas interpretaciones.

La terapia debe acomodarse a las características físicas y fisiológicas del paciente: el niño tiene diferencias de metabolismo, de absorción, dosificación, eficacia y eliminación de muchas sustancias que precisa un conocimiento específico. Deben calcularse siempre las dosis en función del peso corporal, evitando la generalización de dosis infantiles preconfiguradas o comprimidos llamados «pediátricos», porque pueden ser inadecuados.

La toma de analgésicos, como la de todos los medicamentos, debe hacerse con una prescripción horaria rigurosa, con el reloj en la mano —como dicen los anglosajones, ATC, *around the clock*—, evitando el uso a demanda que suele minusvalorar las necesidades y restar eficacia.

Siempre debemos disponer de un plan B, esto es, una analgesia de rescate para tratar picos de dolor más intensos, intercurrentes —es decir, nuevos dolores que se solapan con antiguos— o pérdidas de eficacia por otros factores.

Si el dolor se presenta en los primeros momentos de la vida, el diagnóstico solo podremos hacerlo desde nuestra experiencia acumulada y con signos externos como llanto, gritos, inquietud o taquicardia. En niños mayores de tres años son útiles escalas de colores o termómetros del dolor, incluso escalas de tensión facial o expresión como la de Campbell ya mencionada. A partir de los siete años se puede emplear la escala visual-analógica, igual que en los adultos, que mide de cero a diez la intensidad del dolor, referida a conceptos como dolor ausente o máximo imaginable.

Un entorno terapéutico y un personal amigable son eficaces para que los más pequeños luchen contra el miedo, la ansiedad y el dolor, y mejoran claramente la respuesta de los niños a corto y largo plazo.

En resumen, la consideración del problema del dolor infantil, su reconocimiento y atención es el primer paso; los siguientes los daremos de la mano de la experiencia y del rigor científico. Los aspectos humanos del dolor, siempre esenciales, lo son aún más en el caso de los niños. Es obligatorio realizar un esfuerzo y mostrarnos cariñosos con los más débiles.

Dolor en el anciano

Por otro lado está el problema del dolor en las personas mayores. La definición de *anciano* de la OMS como «personas con más de 65 años» sigue siendo la referencia, en gran medida por la aceptación social que hace coincidir con esa edad el final de la vida laboral y la inclusión en una clase pasiva, dependiente, en gran medida incapaz y consumidora más que generadora de recursos económicos y sociales, pero este concepto está en revisión.

Lo está porque la salud, la sanidad, el conocimiento de la fisiología, la mejora de las condiciones laborales, de la alimentación y la mecanización de muchos procesos han cambiado las condiciones físicas en la edad de jubilación. De ser el final de la vida laboral y casi de la vida en los siglos xix y xx, en la actualidad y en el futuro, esa frontera se irá moviendo con los años.

Así pues, el concepto de anciano ya es, en sí mismo, controvertido. Lo que sí tenemos por cierto es que el proceso de envejecimiento es lineal a lo largo de la vida, con altibajos, con factores aceleradores o ralentizadores, pero continuo e inexorable.

Esos cambios que acabamos de comentar han aumentado la esperanza de vida y por tanto la proporción de ancianos sobre el total de la población. La pirámide demográfica, por la baja natalidad en nuestra sociedad, muestra un envejecimiento progresivo, aunque tener más de 65 años no sea necesariamente un problema: ser mayor no es una enfermedad, envejecer es el destino que nos espera a los afortunados, ya que la alternativa es peor.

Sin embargo, el envejecimiento acarrea unas modificaciones en la capacidad física y la pérdida de la reserva funcional de muchos órganos, lo que debe tenerse presente a la hora de evaluar cualquier problema y, en particular, en el manejo de cuadros de dolor crónico.

Los mayores refieren dificultades en su vida diaria en un porcentaje importante, con limitaciones en más del 20 % de los casos, porcentaje que aumenta al 60 % si son mayores de 80 años, lo que explica la necesidad de atención específica a este enorme colectivo. Solo hay que echar un vistazo a los pacientes que recibimos en las unidades del dolor: un porcentaje muy elevado son personas mayores o muy mayores. Deberíamos cambiar el nombre de nuestra profesión al de expertos en enfermedades de la vejez y dolor, «geriatras-dolorólogos» o algo así, ya que el porcentaje de personas con dolor crónico en estas franjas de edad sube a casi el doble del de la población general: casi el 40 %.

La edad modifica la percepción del dolor —su umbral—, la respuesta a los tratamientos y la tolerancia a los efectos secundarios. Con la edad aumenta la incidencia del dolor relacionado con las enfermedades que lo provocan. La artrosis, los problemas cardiocirculatorios, el cáncer, las neuralgias, la depresión, el insomnio y, naturalmente, la pérdida de protagonismo social que los arrincona: ese rechazo que conlleva un incremento progresivo de la demanda de atención sanitaria y social.

No cabe duda de que la mayor parte de todo el gasto en salud se produce en los años finales de la vida. La solución no puede ser mirar para otro lado, debemos afrontar el problema entre todos, porque sin duda nos afecta y nos afectará cuando seamos ancianos, si llegamos, claro.

La solución, como siempre, pasa por la profesionalidad, el rigor en el tratamiento, con conocimiento y aportaciones desde varios puntos de vista. Profesionales sanitarios de todo tipo, especialistas médicos y de atención social son necesarios, así como un diagnóstico preciso y una comunicación veraz y accesible entre pacientes y profesionales de la salud. Es preciso aplicar medidas de educación que mejoren la calidad de vida y prevengan los agravamientos, que suelen precisar tratamientos más intensos, más propensos a complicaciones.

Como decía líneas atrás, ser mayor no supone estar enfermo, pero es más frecuente la enfermedad en la tercera edad. Que el paciente sea mayor no puede ser una excusa para no tratar su dolor o escatimar recursos para hacerlo. Tampoco debe servir para abusar del estado de necesidad de los enfermos en su demanda de atención.

En muchas culturas, los mayores ocupaban el lugar de mayor importancia en la sociedad. En la nuestra se puede conseguir dignificando la atención a los mismos, aunque deba concienciarse a toda la sociedad de los costes que esto supone, para que el esfuerzo de su cuidado se asuma de manera solidaria.

11

El dolor al final de la vida

La vida, como la salud, tiene sus límites, su fecha de caducidad, su tiempo, el aliado más fiel que ratifica de forma inexorable esta realidad. Aunque todos hemos de morir, y de alguna manera debemos tenerlo presente, algunas muertes nos conmueven más, parecen más injustas, casi crueles.

La enfermedad grave suele ir acompañada de dolor y, en muchas ocasiones, es el síntoma más relevante de enfermedades finalmente mortales. Así, dolor y muerte son términos que van de la mano en muchas historias clínicas.

Cuidados paliativos

Dejadme que le ceda todo el protagonismo de este apartado a Elvira. Cuando acudió a consulta, un mes de mayo, había sido operada de un cáncer de mama dos años atrás. Le había aparecido un dolor en los huesos a nivel costal de difícil control con antiinflamatorios y analgésicos como naproxeno o tramadol en dosis altas. Con apenas 37 años y dos hijos pequeños, despertaba ternura por su fragilidad y la viveza con la que sufría aquellas molestias.

Comenzamos un tratamiento con un fuerte analgésico derivado de la morfina, el fentanilo, administrado con parches de absorción lenta por la piel en dosis crecientes. Llegamos a plantearnos el empleo de radioterapia local para afrontar la metástasis ósea del costado. Por otro lado, la quimioterapia parecía controlar la diseminación y apenas generaba efectos secundarios. Un ligero picor en palmas y plantas de los pies.

Tras cinco meses de tratamiento, Elvira notó un dolor intenso en la cadera. Una exploración radiológica (TAC) mostró metástasis óseas en pelvis, ambos fémures y quinta vértebra lumbar. La intensidad del dolor hizo necesario triplicar la dosis de analgesia con parches de fentanilo y añadir dosis extra en momentos de enorme intensidad, como si le clavaran un puñal, algo muy común en el dolor del cáncer.

Por la falta de resultados subimos otro peldaño en el tratamiento y le administramos analgesia por vía epidural con dosis progresivas de una mezcla de anestésico local (bupivacaína) y morfina. La paciente mejoró de forma espectacular: prácticamente desaparecieron los síntomas a los cinco días.

Analizamos la situación de dolor y su esperanza de vida, con la perspectiva de un incremento de síntomas, y optamos por la colocación de un dispositivo especial, una especie de robot dentro del cuerpo que suministra de manera automática, con un funcionamiento programado ajustado a las necesidades, cantidades concentradas de medicamento en la región de la médula espinal. Como si fuera un programador del riego de los jardines, por poner un ejemplo ilustrativo. Colocamos el dispositivo en una pequeña operación en quirófano y comenzamos la administración de analgesia. Dimos de alta a Elvira, sujeta a revisiones cada dos meses para rellenar la bomba.

La dosis inicial precisó de revisión al alza en las tres siguientes visitas, y en la cuarta, Elvira nos contó que tenía dolor de garganta y dificultad para tragar después de una sesión de radioterapia vertebral. Nuevas exploraciones descubrieron un estrechamiento del esófago no operable y más metástasis, con un agravamiento importante del dolor a varios niveles. Aumentamos la analgesia y añadimos un tranquilizante para su estado de ánimo, cada vez más deteriorado.

El estado general de Elvira fue empeorando. Tenía cada vez más dificultades para incorporarse, sentarse e incluso cambiar de postura en la cama. Comenzó a sufrir hinchazones originadas por el acúmulo de líquido en las piernas. Perdió peso de forma progresiva y empezó a tener lapsus de memoria. Un nuevo TAC craneal mostró una metástasis cerebral. Además de utilizar una inyección analgésica intratecal (entre las membranas del cerebro) *in extremis*, empleamos un suplemento de sedación intravenosa.

Varias semanas después, Elvira murió en compañía de sus seres queridos, en un entorno de intimidad. Había acudido a nosotros para recibir tratamiento contra el dolor, usamos los mejores medicamentos, muy potentes, por la vía de administración más eficaz y que genera menos inconvenientes. Empleamos tecnología avanzada, inteligente, robótica, de materiales de última generación y de tamaño reducido, muy adecuada para tratamientos intensos y duraderos. Hicimos todo lo que estuvo al alcance de nuestros medios y conocimientos, lo mejor a día de hoy y, aun así, Elvira falleció. Falleció, como es lógico, por su enfermedad. Nuestro tratamiento no la curó, probablemente no modificó el curso de su enfermedad. Sin embargo, creemos que mejoró sus últimos meses de vida: los hizo más confortables y la ayudó en el terrible momento de su final. Así lo sintieron ella y su familia.

DOLOR Y MUERTE

Es difícil para nosotros renunciar al objetivo completo de la curación, y también aceptar que nuestros pacientes fallezcan a pesar de nuestros cuidados. Es difícil sobreponerse a la experiencia de la muerte ajena, aceptar la muerte de los otros, puesto que siempre existe una relación personal que se consume con la muerte. Además, la muerte de los otros anticipa la nuestra y nos recuerda que somos seres limitados, tanto en conocimientos como en esperanza de vida.

El misterio de la vida, su origen y final, es uno de los más antiguos y universales que atormentan al ser humano. A nuestra debilidad como especie se suma la conciencia de nosotros mismos y nuestra capacidad de preguntarnos de dónde venimos y adónde vamos. Este es el gran misterio para el que nos faltan certezas, que nos inquieta y llena de incertidumbres, porque no hay nada más confuso que pensar en un futuro, sea este más o menos lejano, en cuyo punto de fuga está la muerte.

Pero, ¿qué es la muerte?, ¿dónde vamos después de esta vida? Nuestros cuerpos, nuestra materia, ¿volverán a vivir de alguna manera? Nuestro espíritu, ¿tiene entidad propia y vaga en un limbo a la espera del día del juicio o de la reencarnación, forma parte de un espíritu colectivo o desaparece inexorablemente unido a la materia que nos ha constituido? Más aún: ¿tenemos que morir o podemos sobreponernos de alguna manera a este inexorable final? ¿Hay otra vida después de la muerte? Para responder a estas preguntas tendríamos que abandonar la ciencia y entrar en los procelosos terrenos de la filosofía o de la religión, más abstrusos aún.

La muerte y su reconocimiento forman parte de los rituales más antiguos de la humanidad. Las diversas culturas le han ido dando significado a algo que es difícil de explicar: la desaparición completa de nuestra presencia individual, ya sea en un viaje interminable, en la reencarnación o en una esperada resurrección tras un juicio sumarísimo en el final de los tiempos. Fe y creencia en el alero.

Desde los hombres de las cavernas, pasando por culturas próximas o alejadas de nuestro entorno mediterráneo, como la grecorromana o la egipcia, la inca o la azteca, y religiones como la budista, la musulmana, la hebrea o la cristiana; todas ellas atribuían y atribuyen al final de la vida un significado místico, único. Aunque la muerte nos alcanza a todos por igual, en todas las culturas hay diferentes expectativas según la categoría y conducta del finado: el otro mundo se gana en este y, además, sin posibilidad de revisión del premio o la condena en el otro lado.

Nuestro mundo actual, más descreído, ha convertido la muerte en un final que, no por conocido, se acepta de mejor manera, y solo desvelar sus mecanismos ha cambiado algo las condiciones prácticas de nuestros últimos momentos y la gestión de nuestros restos mortales. Las pirámides egipcias y aztecas, el Taj Mahal y otros monumentos funerarios han sido reemplazados primero por los cementerios, luego por los columbarios y actualmente cada vez más por aventaciones de cenizas en bosques, parques, ríos o mares. Unos creyentes consideran que las cenizas deben reposar en sitio sagrado y otros encuentran sagrado el sitio en el que se han depositado las cenizas de sus deudos.

Para nosotros, profesionales de la salud, luchadores por la vida, la muerte es un enemigo íntimo que combatimos con todos los medios y en todos los campos de batalla. Un enemigo al que, a base de compartir escenario bélico, le tenemos respeto, admiración, incluso un cierto afecto, y sabemos que, indefectiblemente, ganará la guerra siempre que quiera, a todos y a cada uno de nosotros. Pero nunca nos rendiremos fácilmente.

Sea como sea, y a pesar de la expectativa de vida por encima de los 120 años que la ciencia nos augura (para entonces nos jubilaremos a los 105 años o así...), parece que morir, vamos a morir todos, pues como glosara Jorge Manrique «allegados son iguales los que viven por sus manos y los ricos». Otra cosa es que podamos acceder a ese reino de la muerte de una forma sosegada y sin dolor. En esto sí que nuestro tiempo es, con diferencia, el mejor que ha existido, pues respeta todas las sensibilidades y voluntades, y aplica un alivio muy apreciable del sufrimiento que, evidentemente, acompaña a esta transición «democrática», pues a todos nos iguala.

El enorme avance de la medicina en las últimas décadas ha venido acompañado de un aumento considerable de la esperanza de vida que, en nuestro país, es de las más altas del mundo, pues a esos avances médicos se unen otros factores que se relacionan con la alimentación y los hábitos de vida.

La drástica reducción de la mortalidad por infecciones debida al desarrollo de antibióticos más potentes y selectivos y al conocimiento de la forma de transmisión y desarrollo de las enfermedades ha minimizado su impacto sobre la mortalidad general.

La mejoría de los métodos de diagnóstico y tratamiento y la asistencia inmediata en enfermedades agudas y sus complicaciones permiten un mayor control del aumento del porcentaje de patologías crónicas o degenerativas y con ello la posibilidad de una muerte diferida en el tiempo.

La optimización de la cirugía, tanto reparadora como reconstructiva, fisiológica o protésica, permite reparar o reemplazar miembros, articulaciones, vísceras y conductos. A ello ha contribuido de manera muy eficiente la biomedicina, con la aplicación de la inteligencia artificial y la proyección e impresión en 3D de revolucionarios artificios con nuevos materiales.

Para acabar, la genética y la epigenética marcan el futuro de la nueva medicina, basada en una autoregeneración tutelada mediante células o tejidos proembrionarios que se podrán elaborar de una forma casi personalizada. Un estudio reciente señala que neutralizar una proteína del cuerpo llamada PLA2G7 podría alargar nuestra vida, mejorar la inmunidad y mantenernos jóvenes de forma indefinida. Pero queda mucho por contrastar.

Así pues, tenemos más conocimientos, más herramientas y más eficientes. Pese a estos avances, el crecimiento de la patología degenerativa y oncológica debido a la mayor esperanza de vida aboca a muchos pacientes a buscar cuidados complementarios a su salud, asistencia a domicilio, como la telemedicina, y ayuda en el día a día.

ATENCIÓN PALIATIVA EN ENFERMEDADES INCURABLES

Las demencias, en particular el alzhéimer, hacen necesario contemplar los cuidados paliativos como alternativa prioritaria de tratamiento. El tratamiento del dolor se convierte así en uno de los principales objetivos terapéuticos para muchos pacientes.

Nuestra medicina científica, casi infalible, ha llevado a la población a una especie de delirio de inmortalidad y arrastrado a los profesionales a la medicina curativa como única alternativa, olvidando el trato humano, el alivio del sufrimiento y la mejora de la calidad de vida, que, no debemos olvidarlo, también forman parte de nuestra responsabilidad médica y cívica. Los cuidados paliativos pretenden enmendar este error con un trato correcto a pacientes y familiares y la promoción entre los profesionales de otra forma de ejercer la medicina que evite, no solo el dolor y el sufrimiento de los enfermos y su entorno, sino también la incapacidad o la soledad de muchos seres abandonados a su suerte por ser más longevos de lo previsto.

No decimos que los ancianos y los pacientes crónicos no puedan también tener enfermedades agudas y necesiten, en esa circunstancia, el mismo tipo de cuidados curativos que el resto de la población. Lo que sucede es que, habitualmente, necesitan una atención a mitad de camino entre la salud y el bienestar, sanitaria y social.

Se debe potenciar una formación adecuada de los profesionales que evite la frustración de los terapeutas por no conseguir la curación de las patologías crónicas o terminales. Desde mi punto de vista, hay muchas otras opciones que mejoran la calidad de vida y la dotan de confort, alivio y dignidad antes de llegar a una solución más drástica. Todo ello exige recursos humanos, materiales y una profunda concienciación.

El esfuerzo colectivo y solidario puede llevarnos a alcanzar una renovada conciencia social que potencie el autocuidado y apoye una estructura adecuada de atención sociosanitaria a esta legión, cada vez más grande, de pacientes mayores y dependientes.

Epílogo

A lo largo de todas las páginas de este libro hemos pretendido acercar el problema del dolor a la sociedad expresando de la forma más clara posible qué es, cuál puede ser su finalidad y cómo podemos controlarlo y, en la medida de lo posible, aliviarlo.

El dolor como experiencia compleja necesita tratamientos multimodales en los que se han de tener en cuenta, como no puede ser de otra manera, aspectos psicológicos, emocionales y sociales y no solamente los puramente fisiológicos.

La salud es un privilegio y una responsabilidad individual de cada uno de los pacientes, en primer lugar, y en segundo lugar, una responsabilidad colectiva de los profesionales de la salud y de los gestores de la sanidad. Es el paciente quien debe prestar atención a su salud, identificar las desviaciones y tomar las medidas para resolver su problema, mientras que los profesionales de la salud deben tratar de ayudarlo a entender el problema y facilitar los medios para completar el diagnóstico y dar consejos terapéuticos útiles y seguros. Por último, las autoridades sanitarias deben coordinar los esfuerzos y facilitar al conjunto de la población estrategias globales y específicas para prevenir y tratar las patologías dolorosas.

Puede que os parezca que escribo una carta a los Reyes Magos o una relación de propósitos de Año Nuevo, pero estoy convencido de que para resolver un problema, en primer lugar hay que tener conciencia de que existe y, a continuación, afrontarlo y, si es necesario, recabar toda la ayuda posible.

Ayudémonos, pues, a nosotros mismos, y ayudemos a otros a encontrar alivio a este problema capital que es el dolor.

ALFONSO VIDAL MARCOS

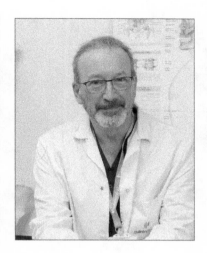

nació en Madrid, en diciembre de 1962. Según las crónicas, en aquellos días, fue una de las pocas veces que nevó con intensidad en la capital. Después de cursar la primaria y el bachillerato en un colegio de su barrio, comenzó los estudios de medicina en la Universidad Complutense, completando en el Hospital Clínico San Carlos su formación como galeno.

Tras aprobar el examen MIR, consiguió plaza de formación como médico especialista en Anestesiología en el Hospital Universitario de Canarias, en Tenerife, donde pasó unos mágicos años de formación, en lo profesional y en lo humano, lejos de su familia.

Trabajó como médico especialista en Anestesiología y Reanimación primero en el Hospital Universitario de la Candelaria en Tenerife y, después, en el Hospital Universitario Príncipe de Asturias, de Alcalá de Henares, donde participó en la creación y crecimiento de la Unidad del Dolor y donde maduró como especialista.

Posteriormente inició su colaboración en el Hospital Sur de Alcorcón, donde sigue coordinando, hasta la fecha, un equipo de profesionales en el servicio de Anestesia y en la Unidad del Dolor.

Desde 2007 imparte clases como profesor de la Universidad Complutense, con responsabilidad en la formación de Anestesia, Reanimación y tratamiento del dolor.

Sus competencias crecieron y actualmente además coordina las Unidades del Dolor del Hospital La Luz, y el equipo de Anestesia y Dolor del Hospital Valle del Henares de Torrejón.

Ha escrito infinidad de artículos científicos y participado, junto a otros especialistas, en libros sobre Anestesia y Dolor.

Uno de sus lemas es que «la medicina debe conciliar el rigor científico con la armonía que atesoran la naturaleza y las bellas artes».

Printed in the USA
CPSIA information can be obtained
at www.ICGtesting.com
JSHW020429211024
72021JS00001B/4